供普通高等院校养老服务管理、医养照护与管理及相关专业使用

医养结合概论

主编 徐卫华　赵　丽

U0277227

中国协和医科大学出版社

北　京

图书在版编目（CIP）数据

医养结合概论 / 徐卫华，赵丽主编. —北京：中国协和医科大学出版社，2024.3
ISBN 978-7-5679-2309-6

Ⅰ.①医…　Ⅱ.①徐…②赵…　Ⅲ.①养老－社会服务－中国－高等学校－教材　Ⅳ.①D669.6

中国国家版本馆CIP数据核字（2023）第204543号

医养结合概论

主　　编：徐卫华　赵　丽
责任编辑：高淑英
封面设计：邱晓俐
责任校对：张　麓
责任印制：张　岱

出版发行　**中国协和医科大学出版社**
　　　　　（北京市东城区东单三条9号　邮编100730　电话010-65260431）
网　　址　www.pumcp.com
印　　刷　北京天恒嘉业印刷有限公司
开　　本　787mm×1092mm　　1/16
印　　张　11.75
字　　数　260千字
版　　次　2024年3月第1版
印　　次　2024年3月第1次印刷
定　　价　52.00元

ISBN 978-7-5679-2309-6

编者名单

主　编　徐卫华　赵　丽
副主编　魏迎东　邹蔷薇
编　者（按姓氏笔画排序）

于　青	马冬梅	王　森	冉金川	刘东祺	刘越男
许广军	孙铭梓	李　丹	李　潞	李继海	杨　宇
杨小湜	吴雨虹	谷　渊	邹蔷薇	汪桂琴	张　丽
张　浩	张景岚	金　喆	周欣彤	赵　丽	赵妮妮
徐　帅	徐卫华	郭　仪	郭凌梅	黄　葵	符文华
潘宁宁	潘爱红	魏迎东			

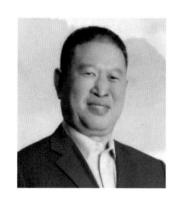

徐卫华，教授，硕士研究生导师。沈阳医学院医养健康产业学院首任院长。沈阳市卫生健康委员会医养结合处首任处长兼一级调研员。国际医养健康发展研究会会长，中国老年医学学会医养结合工作委员会主任，中国老龄事业发展基金会专家委员，中国老年医学学会标准化工作委员会副主任，中国老年医学学会医养结合促进委员会副会长，中国老年医学学会院校教育分会副会长，中国医药教育协会成人教育委员会医养专业主委。辽宁省医养结合标准化技术委员会主任，辽宁省老年医学学会副会长。辽宁科技大学工商管理学院客座教授、大连东软信息学院客座教授。国家社会管理和公共服务综合标准化第七批试点"辽宁沈阳医养结合服务标准化试点"项目指导专家；国家重点研发计划"医养结合服务模式与规范的应用示范"指导专家；通用技术宝石花医疗集团特聘专家。主持制定辽宁省地方标准DB21_T 3312-2020《医养结合基本服务规范》。《医养健康丛书》总主编；《医养结合理论与沈阳实践》主编。

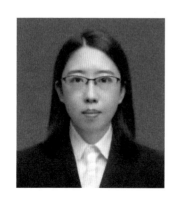

赵丽，中国老年医学学会医养结合促进委员会常委、院校教育分会常委，辽宁省医疗保障标准化专家组长，辽宁省医养结合标准化技术委员会副主任委员，沈阳市医养结合人才培训中心副主任。主持和参与国家、省市课题8项，参编学术著作6部，参编规划教材1部，参与制定医养结合标准3项，在国内外学术期刊发表论文十余篇。

前　言

人口老龄化是当今世界性问题，我国老龄化程度越来越高，对医养结合的需求越来越旺盛。医养结合已成为一个重要民生和社会问题。医养结合是积极应对人口老龄化的重要举措，是老年服务领域的一次重大改革。

自2013年国家提出医养结合概念至今，已经有10个年头了。近年来，全国各地积极探索推进医养结合，取得了很大成绩。本书的出版是推进医养结合教育、培训"教材标准化、教学规范化、教育同质化"的新成果。本书主要供普通高等院校养老服务管理专业、医养照护与管理专业及相关专业使用，也适用于医养结合领域政策制定者、管理人员、从业人员培训。本书从政策理论体系、服务体系、管理体系、标准体系、支付体系、人才体系、信息化体系和产业体系等方面，深入探讨医养结合发展理念、建设历程、实践路径。本书基于社会学、经济学、管理学、医学等多元视角来审视医养结合，分析其对社会、经济、管理、医疗等方面的影响和作用。结合中国实际，探讨医养结合的发展趋势、挑战、机遇。

本书得到2022年度辽宁省社会科学规划基金重点项目"人口老龄化背景下医养结合服务体系建设、制度保障与发展路径研究"（L22ACL019）资助。本书集中、系统地展现了我国医养结合的前沿视角，全面、直观地介绍了医养结合理论探索、体系建设和实践做法，既是深入的理论教程，也是生动的实战读本。力求全面性、科学性、创新性和应用性有机统一，在体例上体现"新"和"实"的特点，坚持创新发展的原则，展示医养结合实践、记录我国开展医养结合的历程。在内容上，既注重基本概念、基本理论的阐述，同时力求理论与实际相结合，便于开展教学和指导实践。

在编写过程中，沈阳医学院研究生牛淑媛、林英杰、谷沛淇、刘满江参与了文献检索、资料收集、内容校对等基础性工作，为教材的编写做出了积极贡献，在此向以上人员表示感谢。

本书在写作过程中参考了大量的文献资料，吸纳了很多同仁的研究成果，未一一列出，在此表示由衷的感谢！由于时间仓促，难免会有疏漏和谬误之处，恳请专家、同行以及广大读者不吝赐教，以利不断改进。

徐卫华　赵　丽

2023年10月

目 录

第一章

导　论

人口是经济社会发展的基础和核心要素，人口老龄化是当今世界性问题，也是当前最为突出的社会问题之一。中国即将进入深度老龄化社会，有效应对我国人口老龄化，事关国家发展全局，事关亿万百姓福祉，事关社会和谐稳定。医养结合是积极应对人口老龄化的重要举措，是指通过医疗卫生和养老服务相结合，为老年人提供全面、综合、连续医养结合服务的新型老年服务模式。以老年医学为核心，以患病、失能（失智）老人为重点，为老年人提供优质服务的新型老年服务模式。医养结合为有需求的老年人提供治疗期住院、康复期护理、稳定期照护、生命末期安宁疗护一体化的优质医养结合服务，整合医疗、照护、人文关怀、健康管理等要素，是多学科交叉形成的新学科、新专业。

第一节　医养结合的背景

一、人口老龄化情况

（一）我国人口老龄化情况

人口老龄化是指一个国家和地区人口年龄结构老化。按照国际惯例，60岁以上人口占总人口的10%以上，或65岁以上人口占总人口的7%以上，即为老龄化社会。人口老龄化是世界范围关注的重要问题，据联合国数据统计，2019年全球范围内老年人口（65岁及以上）达到7.03亿，占世界总人口的9%，预计到2050年，世界老年人口（65岁及以上）总数将达到15亿左右。

民政部发布了《2022年民政事业发展统计公报》。公报显示，截至2022年底，全国60周岁及以上老年人口2.8亿人，占总人口的19.8%，其中65周岁及以上老年人口20 978万人，占总人口的14.9%。预计到2025年，我国60岁以上老年人将达到3亿，占总人口的21%，65岁以上老年人比例也将达到总人口的13.7%。据世界卫生组织预测，2033年前后中国老龄人口将达到4亿，到2050年，中国将有35%的人口超过60岁。

（二）我国老龄化特点

1. 老龄化进程不断加快　2010—2020年，我国老龄化率（65岁及以上人口占总人口比例）由8.87%上升到13.50%，年均增速为2.29%。与2000—2010年相比，老龄化率增幅提高2.72%，年均增幅1.85%，老龄化进程迅速。由于家庭结构缩小化、人口自然增长率呈负增长、老年人口高龄化等因素导致老年人口的比例逐步升高。

2. 深度老龄化趋势明显　由于预期寿命增加和出生率下降，高龄化趋势进一步加重。按照65岁以上人口占比14%即进入深度老龄社会的国际标准，预计中国即将进入深度老龄社会。根据第七次全国人口普查的数据，全国进入深度老龄化社会的省（直辖市）有12个，包括辽宁、重庆、四川、上海、江苏、吉林、黑龙江、山东、安徽、湖南、天津和湖北。这些省（直辖市）主要位于东北、华北和长江流域。从国际比较来看，中国老龄化明显快于其他发达经济体以及世界平均水平。中国于2000年进入老龄社会之后，只用了20余年就进入了深度老龄社会。美国1950年进入老龄社会，用了64年进入深度老龄社会。从世界平均水平看，从2005年进入老龄社会到2040年进入深度老龄社会，要用35年。

3. 老年共病人群特点显著　国际医学期刊《柳叶刀》发布《2019全球疾病负担研究》(*Global Burden of Disease Study 2019*，*GBD*)；2019年我国人均预期寿命为77.6岁，健康预期寿命为68.4岁。健康预期寿命是以丧失日常生活能力为终点，这意味着老年人平均有9年多的时间带病生存。国家卫健委公布的数据表明，75%以上的老年人都至少患有1种慢性病。这一群体的照护需求和医疗需求，是整体社会养老中亟待满足的需求。

4. 失能老人群体庞大　据统计，目前我国失能、部分失能老年人口数量约4000万，约占老年人口的12%。随着老龄化进程加速，由于老年人各项生理功能退化，自理能力下降，罹患心脑血管疾病、糖尿病的风险也越来越大，患病后残病率也较高，失能、半失能老人规模不断扩大。失能老年人自身的痛苦及其照护问题给个人、家庭和社会造成沉重的负担，老年人对医疗、护理、康复服务的需求十分强烈，患病、失能、半失能老年人的生活照料和医疗康复问题困扰着众多家庭。一旦失能，有可能造成家庭灾难性支出，甚至因难以承担高额的养老护理费用而得不到良好的照护，生命质量难以保证。

5. 失智老人占比攀升　研究显示，我国65岁及以上老年人痴呆患病率为5.6%，估计痴呆患病人数约有1200万，居世界第一位，占整个亚太地区失智老人总数的40%，约占全球失智老人总数的20%，老年人认知受损的比例约在20%。造成老年失智的原因有多种，包括精神类疾病、脑卒中、认知障碍和痴呆等。通过消除或减少危险因素、开展健康生活方式等干预可减少或延缓失智的加剧。

6. 家庭结构模式转变带来养老压力巨大　我国20世纪70年代末开始施行的计划生育政策，使我国家庭结构由"大家庭"逐步转变为"小家庭"，形成"四二一"家庭结构模式。老年抚养比将由目前的11.9%剧增至2050年的42.04%。巨大的社会压力和快速的工作节奏使其中大部分人无法选择居家赡养老人，尤其是失能、失智的老人，家庭内部照料老年人的人力资源严重匮乏，传统的养老模式已不能满足老年人日益增加的医疗、健康、心理等方面的需求。

二、老龄工作和服务体系

（一）老龄工作体系

全国老龄工作委员会是国务院主管全国老龄工作的议事协调机构，1999年10月，经党中央、国务院批准成立。2000年，中共中央、国务院印发《关于加强老龄工作的决定》，指出老龄问题涉及政治、经济、文化和社会生活等诸多领域，是关系国计民生和国家长治久安的一个重大社会问题。全党全社会必须从改革、发展、稳定的大局出发，高度重视和切实加强老龄工作。文件要求，全国老龄工作在全国老龄工作委员会的领导下，由民政部牵头，中央和国家机关各有关部门、群众团体共同参与。地方各级党委、人民政府要参照全国老龄工作委员会的设置，建立健全本地区老龄工作议事协调机构，并在民政部门建立精干的办事机构，提供必要的工作经费。各地要充分发挥各有关部门和工会、共青团、妇联等群众团体及老龄组织的作用，共同做好老龄工作。

2019，中共中央、国务院印发《国家积极应对人口老龄化中长期规划》，部署了应对人口老龄化的5个方面具体工作任务，包括夯实应对人口老龄化的社会财富储备、改善人口老龄化背景下的劳动力有效供给、打造高质量老年服务和产品供给体系、强化应对人口老龄化的科技创新能力、构建养老孝老敬老的社会环境。2021年，中共中央、国务院印发《中共中央 国务院关于加强新时代老龄工作的意见》，指出有效应对我国人口老龄化，事关国家发展全局，事关亿万百姓福祉，事关社会和谐稳定，对于全面建设社会主义现代化国家具有重要意义。文件要求，加强党对老龄工作的全面领导，坚持以人民为中心，将老龄事业发展纳入统筹推进"五位一体"总体布局和协调推进"四个全面"战略布局，实施积极应对人口老龄化国家战略，把积极老龄观、健康老龄化理念融入经济社会发展全过程，加快建立健全相关政策体系和制度框架，大力弘扬中华民族孝亲敬老传统美德，促进老年人养老服务、健康服务、社会保障、社会参与、权益保障等统筹发展，推动老龄事业高质量发展，走出一条中国特色积极应对人口老龄化道路。文件明确，"全国老龄工作委员会要强化老龄工作统筹协调职能，加强办事机构能力建设。卫生健康部门要建立完善老年健康支撑体系，组织推进医养结合，组织开展疾病防治、医疗照护、心理健康与关怀服务等老年健康工作。发展改革部门要拟订并组织实施养老服务体系规划，推进老龄事业和产业发展与国家发展规划、年度计划相衔接，推动养老服务业发展。民政部门要统筹推进、督促指导、监督管理养老服务工作，拟订养老服务体系政策、标准并组织实施，承担老年人福利和特殊困难老年人救助工作。教育、科技、工业和信息化、公安、财政、人力资源社会保障、自然资源、住房城乡建设、商务、文化和旅游、金融、税务、市场监管、体育、医疗保障等部门要根据职责分工，认真履职，主动作为，及时解决工作中遇到的问题，形成齐抓共管、整体推进的工作机制。""注重发挥工会、共青团、妇联、残联等群团组织和老年人相关社会组织、机关企事业单位的作用，结合各自职能开展老龄工作，形成全社会共同参与的工作格局。发挥中国老龄协会推动老龄事业发展的作用，提升基层老年协会能力。"

2023年3月，中共中央、国务院印发了《党和国家机构改革方案》。将国家卫生健康委员会的组织拟订并协调落实应对人口老龄化政策措施、承担全国老龄工作委员会的具体工作等职责划入民政部。全国老龄工作委员会办公室改设在民政部，强化其综合协调、督促指导、组织推进老龄事业发展职责。

（二）老龄服务体系

老龄服务体系是积极应对人口老龄化、推动老龄事业和产业发展的总体系，包括且不限于老年服务体系、养老服务体系、老年健康服务体系、医养结合服务体系、安宁疗护服务体系、医养结合标准体系、老年评估体系等领域（图1-1）。

1. 老年服务体系　老年服务体系是所有为老年人提供各类服务的服务系统总和。包括且不限于养老服务体系、老年健康服务体系、医养结合服务体系、安宁疗护服务体系、医养结合标准体系、老年评估体系。

2. 养老服务体系　养老服务体系主要是指与经济和社会发展水平相适应，以满足老年人基本生活需求、提升老年人生活质量为目标，面向所有老年群体，提供基本生活照料、护理康复、精神关爱、紧急救援和社会参与的设施、组织、人才和技术要素形成的网络，以及配套的服务标准、运行机制和监督制度。养老服务体系概括为：居家为基础、社区为依托、机构充分发展、医养有机结合。

3. 老年健康服务体系　老年健康服务体系是指以维护老年人健康权益为中心，以满足老年人健康服务需求为导向，构建包括健康教育、预防保健、疾病诊治、康复护理、长期照护、安宁疗护6个服务系统的综合连续、覆盖城乡的服务体系。

4. 医养结合服务体系　医养结合服务体系是指通过医疗资源与养老资源的整合，实现医疗服务与养老服务的有机融合，由医护人员、健康照护师、医疗护理员、养老护理员等医养结合服务人员为老年人提供的包括基础服务（评估服务、生活照料服务、膳食服务、清洁卫生服务、洗涤服务、文化娱乐服务）、医疗服务、中医药服务、护理服务、康复服务、辅助服务、心理精神支持服务、失智老年人服务等的服务系统。医养结合服务体系是老年健康服务体系与养老服务体系的交集。

5. 安宁疗护服务体系　安宁疗护服务体系是为生命终末期患者提供身体、心理、精神等方面的医疗照护和人文关怀等服务，减轻痛苦，减缓症状，提高生命质量的服务系统。

6. 医养结合标准体系　医养结合标准体系是为开展医养结合所制定的标准、规范的总和。医养结合各种标准按其内在联系形成的科学有机整体，具有目的性、层次性、协调性、配套性、比例性、动态性。

7. 老年评估体系　老年评估体系是老龄工作的基础服务体系，包括老年人能力评估、老年人认知功能评估、老年人运动能力评估、老年人心理健康评估、老年人社会环境状况评估、老年人综合评估等评估系统。

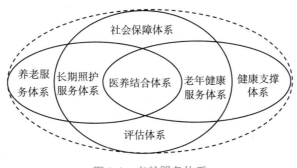

图1-1　老龄服务体系

三、医养结合的提出

（一）开展医养结合的必要性

目前，我国老龄化程度越来越高，实现"老有所养、老有所医、老有所教、老有所学、老有所乐、老有所为"是做好老龄工作的主要任务，这"六个老有"当中，最为核心、最为要紧的是养和医，其中"老有所医"更应该排在首位。从宏观来看，"老有所医"似乎不应该成为社会倍加关注的问题，因为我国在加快构建全民医保体系建设，医院等卫生资源在日趋扩充。但在现实生活中，一些老年人特别是高龄老人，不仅生活不能自理，同时又有诸多的慢性病，而这些长期存在的老年病一是不能去以医疗为主的大医院，二是不能去无医疗资质的养老院，三是不能待在家里。医院和养老院互相独立、自成系统，上述"三个不能"患有慢性病的高龄老年人难免频繁往返于家庭、医院以及各养老机构，这样不但会给家属带来更大的负担，还阻碍其治疗以及康复。医疗以及养老的脱离，导致很多老年病患在医院成了"常住户"，"压床"导致医院病床紧缺，令很多需要住院的人无床可住。如何有适宜的居住去处，让老年人能够幸福、体面有尊严地度过生命的最后时光，是当前老龄社会不容回避的重要课题。

随着我国人口老龄化的快速发展，健康老龄化、健康养老被纳入国家健康发展战略。让医疗卫生进入家庭、社区和养老机构，打造医养结合服务模式，为老年人提供治疗期住院、康复期护理、稳定期生活照料、安宁疗护一体化的医养结合服务，促进慢性病全程防治管理服务同居家、社区、机构养老紧密结合，是实现健康老龄化的基本路径，医养结合就是在这样的背景下诞生的。大力发展医养结合事业，既是适应我国人口老龄化、高龄化的必然要求，也是深化医药卫生体制改革、健全完善医疗服务体系的重要内容，更是提高养老与医疗服务的连续性、接续性、协调性和整体性的重要措施。医养结合机构可以合理分流大医院需要长期医疗护理的患病、失能、半失能老年患者，缓解"看病难，看病贵"问题，提高医疗卫生和养老资源利用效率，应对人口老龄化带来的挑战具有重要意义。

（二）医养结合工作元年

2011年，国务院办公厅印发《社会养老服务体系建设规划（2011—2015年）》，首次在国家政策文件中提出鼓励在老年养护机构中内设医疗机构，在机构养老层面，重点推进供养型、养护型、医护型养老设施建设。2013年8月16日，国务院召开常务会议，研究确定深化改革加快发展养老服务业的任务措施。根据国务院常务会议精神，2013年9月6日国务院印发了《国务院关于加快发展养老服务业的若干意见》，明确提出积极推进医疗卫生与养老服务相结合、促进医疗卫生资源进入养老机构及社区居民家庭、探索医疗机构与养老机构合作新模式等要求，并提出6项工作任务：一是统筹规划发展城市养老服务设施；二是大力发展居家养老服务网络；三是大力加强养老机构建设；四是切实加强农村养老服务；五是繁荣养老服务消费市场；六是积极推进医疗卫生与养老服务相结合。这是国家层面最早提出的关于医疗卫生与养老服务相结合的文件，2013年被称为"医养结合元年"。在推动医养融合发展方面，要求各地要促进医疗卫生资源进入养老机构、社区和居民家庭。卫生管理部门要支持有条件的养老机构设置医疗机构，医疗机构要积极支持和发展养老服务，有条件的二级以上综合医院应当开设老年病科，增加老年病床数量，做好老年慢病防治和康复护理。要探索医疗机构与养老机构合作新模式，医疗机构、社区卫生服务机构应当为老年人建立健康档案，建立社区医院与老年人家庭医疗契约服务关系，开展上门诊视、健康查体、保健咨询等服务，加快推进面向养老机构的远程医疗服务试点。医疗机构应当为老年人就医提供优先、优惠服务。

（三）医养结合属于老年健康支撑体系

推进医养结合，是应对人口老龄化的重要民生工程，也是加快供给侧改革的重要举措。老龄工作体系是国家积极应对人口老龄化的顶层工作体系，是涵盖老龄事业和产业发展的总体系。一段时期以来，国家陆续出台了一系列支持医养结合的政策措施，在《中共中央 国务院关于加强新时代老龄工作的意见》中指出，医养结合工作是老年人健康支撑体系的重要内容。

1. 提高老年人健康服务和管理水平　在城乡社区加强老年健康知识宣传和教育，提升老年人健康素养。做好国家基本公共卫生服务项目中的老年人健康管理和中医药健康管理服务。加强老年人群重点慢性病的早期筛查、干预及分类指导，开展老年口腔健康、老年营养改善、老年痴呆防治和心理关爱行动。提高失能、重病、高龄、低收入等老年人家庭医生签约服务覆盖率，提高服务质量。扩大医联体提供家庭病床、上门巡诊等居家医疗服务的范围，可按规定报销相关医疗费用，并按成本收取上门服务费。积极发挥基层医疗卫生机构为老年人提供优质中医药服务的作用。加强国家老年医学中心建设，布局若干区域老年医疗中心。加强综合性医院老年医学科建设，2025年二级及以上综合性医院设立老年医学科的比例达到60%以上。通过新建改扩建、转型发展，加强老年医院、康复医院、护理院（中心、站）以及优抚医院建设，建立医疗、康复、护理双向转诊机制。加快建设老年友善医疗机构，方便老年人看病就医。

2. 加强失能老年人长期照护服务和保障　完善从专业机构到社区、家庭的长期照护服务模式。按照实施国家基本公共卫生服务项目的有关要求，开展失能老年人健康评估与健康服务。依托护理院（中心、站）、社区卫生服务中心、乡镇卫生院等医疗卫生机构以及具备服务能力的养老服务机构，为失能老年人提供长期照护服务。发展"互联网＋照护服务"，积极发展家庭养老床位和护理型养老床位，方便失能老年人照护。稳步扩大安宁疗护试点。稳妥推进长期护理保险制度试点，指导地方重点围绕进一步明确参保和保障范围、持续健全多元筹资机制、完善科学合理的待遇政策、健全待遇支付等相关标准及管理办法、创新管理和服务机制等方面，加大探索力度，完善现有试点，积极探索建立适合我国国情的长期护理保险制度。

3. 深入推进医养结合　卫生健康部门与民政部门要建立医养结合工作沟通协调机制。鼓励医疗卫生机构与养老机构开展协议合作，进一步整合优化基层医疗卫生和养老资源，提供医疗救治、康复护理、生活照料等服务。支持医疗资源丰富地区的二级及以下医疗机构转型，开展康复、护理以及医养结合服务。鼓励基层积极探索相关机构养老床位和医疗床位按需规范转换机制。根据服务老年人的特点，合理核定养老机构举办的医疗机构医保限额。2025年底前，每个县（市、区、旗）有1所以上具有医养结合功能的县级特困人员供养服务机构。符合条件的失能老年人家庭成员参加照护知识等相关职业技能培训的，按规定给予职业培训补贴。创建一批医养结合示范项目。

第二节　医养结合的概念

一、医养结合

（一）医养结合的定义

医养结合是指通过医疗卫生和养老服务相结合，为老年人提供全面、综合、连续医养结合服务的新型老年服务模式。广义的医养结合是老年人健康支撑体系建设的一个组成部分，是将医疗和老年服务资源、产品、服务有机结合的模式，是将医疗卫生服务与养老服务整合的老年服务供给方式。狭义的医养结合指以老年医学为核心，以患病、失能（失智）老人为重点，为老年人提供优质服务的新型老年服务模式。医养结合为有需求的老年人提供治疗期住院、康复期护理、稳定期照护、生命末期安宁疗护一体化的优质医养结合服务，整合医疗、照护、人文关怀、健康管理四个要素，是多学科交叉形成的新学科、新专业。

（二）医养结合的内涵

医养结合是一个全新的概念，具有明显的中国特色。在生老病死的自然规律中，"老"是人类社会一直关注的问题。面对这样一个亘古话题，医养结合是与时俱进的产物。在人们的认知中，医疗就是医疗，养老就是养老，两者是独立的服务体系。如何将两个独立的服务体系结合到一起，没有可以直接参考的经验，全国各地都在探索。医养结合是老年服务领域的一次重大改革，是老年服务领域的供给侧改革，医养结合已经融入积极应对人口老龄化国家战略。医养结合的目标是实现健康老龄化，帮助老年人能够舒适、安详、有尊严地度过幸福老年期。提供医养结合服务的主体是医养结合机构，不是单纯将养老机构和医疗机构放在一个院子里，各自运行在两套并行而互不相容的体系中。医养结合场景覆盖全体有需求的老年人，是居家、社区、医疗卫生和养老服务的资源、产品、服务等的有机结合、高效利用和一体化整合。

二、医养结合机构

（一）医养结合机构概念的提出

2015年《国务院办公厅转发卫生计生委等部门关于推进医疗卫生与养老服务相结合指导意见的通知》中，医养结合机构这个名词就已经出现了。文件提出，"到2017年，医养结合政策体系、标准规范和管理制度初步建立，符合需求的专业化医养结合人才培养制度基本形成，建成一批兼具医疗卫生和养老服务资质和能力的医疗卫生机构或养老机构（以下统称医养结合机构），逐步提升基层医疗卫生机构为居家老年人提供上门服务的能力，80%以上的医疗机构开设为老年人提供挂号、就医等便利服务的绿色通道，50%以上的养老机构能够以不同形式为入住老年人提供医疗卫生服务，老年人健康养老服务可及性明显提升。到2020年，符合国情的医养结合体制机制和政策法规体系基本建立，医疗卫生和养老服务资源实现有序共享，覆盖城乡、规模适宜、功能合理、综合连续的医养结合服务网络基本形成，基层医疗卫生机构为居家老年人提供上门服务的能力明显提升。所有医疗机构开设为老年人提供挂号、就医等便利服务的绿色通道，所有养老机构能够以不同形式为入住老年人提供医疗卫生服务，基本适应老年人健康养老服务需求。"文件列出医养结合5项重点工作任务，其中第4项任务"鼓励社会力量兴办医养结合机构"。要求各地"鼓励社会力量针对老年人健康养老需求，通过市场化运作方式，举办医养结合机构以及老年康复、老年护理等专业医疗机构。在制定医疗卫生和养老相关规划时，要给社会力量举办医养结合机构留出空间""通过特许经营、公建民营、民办公助等模式，支持社会力量举办非营利性医养结合机构"。"医养结合机构"在这一段中出现了多次。

（二）医养结合机构概念的确立

2019年5月，国家卫生健康委办公厅、民政部办公厅、市场监管总局办公厅、国家中医药管理局办公室《关于做好医养结合机构审批登记工作的通知》文件中，正式给出"医养结合机构"的概念，即"医养结合机构是指同时具备医疗卫生资质和养老服务能力的医疗卫生机构或养老机构"。包括养老机构设立医疗机构、医疗机构设立养老机构、新建医养结合机构。文件要求，各地卫生健康行政部门（含中医药主管部门，下同）和民政部门应当及时将医疗机构审批备案、养老机构登记的相关法律法规和政策措施通过政务网站、办事服务窗口、新闻媒体等向社会公布。各地卫生健康、民政部门应当根据医养结合机构申办人的需要和条件，在审批备案事项及流程、受理条件、材料清单、办理时限等方面，为其提供准确、详细的政策解释和业务指导。

医养结合机构具有医疗和养老双重资质，不但能为老年人提供专业的医疗服务，还能为老年人提供生活照料服务，甚至临终关怀，使高龄、患病、失能和半失能老人在一个机构内享受"一站式服务"，满足其多种需求，这是一种不同于传统医院和养老院，能同时兼顾两者优势的新功能体系。

（三）医养结合机构模式

截至2021年底，全国具备医疗卫生机构资质，并进行养老机构备案两证齐全的医养结合机构共6492家，机构床位总数为175万张；医疗卫生机构与养老服务机构建立签约合作关系达7.87万对。医养结合机构从开办形式上可以分为"医办医养"形式和"其他"形式两类。从服务形态上可以分为"医养融合""医养结合""医养签约"3种模式。

1. 医养融合模式 "医养融合模式"也可以叫"医办医养模式"。由一个团队提供医养结合服务，服务对象主要是老年患者及失能老年人。这类老年人的需求是刚性需求，需要提供急性期治疗、康复期长期照护、生命末期安宁疗护。服务场景是在医养结合机构的医疗床位开展医养结合服务。概括来说就是：以医终老，一（医）床到底，综合连续，全程服务。医养结合服务由一个团队提供，一人一床一团队，服务整合零距离。此模式的特点是：医养融合，不可分割。

2. 医养结合模式 "医养结合模式"也可以叫"院中院模式"或"嵌入式"。由两个团队共同提供医养结合服务，服务对象主要是老年患者及失能老年人，也为少量半失能老年人服务。这类老年人的需求是刚性需求，需要提供急性期治疗，康复期长期照护，生命末期安宁疗护。服务场景是在同一个区域内的医疗机构和养老机构里，或者说是在一个"院"内。概括来说就是：以医为主，医养近距，综合连续，全程服务。医疗服务和养老服务由两个团队分别提供，一人二床二团队，"院中院"近距离。此模式的特点是：医养结合，界限清晰，分别服务。

3. 医养签约模式 "医养签约模式"也可以叫"养医结合模式"。两个团队分别提供医疗卫生服务和养老服务，服务对象基本上是活力老年人，这类老年人的需求是弹性需求，主要是健康管理、预防保健、慢病管理、分级诊疗。服务场景是医疗机构与居家、社区、养老机构签约，利用家庭医生签约、院际签约、老年人就医绿色通道等方式提供医疗卫生服务。"嵌入式模式"是"医养签约模式"的一种特例，是医疗卫生机构嵌入在养老机构内。概括来说就是：以医助养，以养为主，养医异地，存在距离。此模式的特点是：养医结合，职责明晰，分别服务。

三、医养结合床位

医养结合床位是指在医养结合机构中由卫生健康部门核定的具有医疗功能，为失能、半失能老年患者提供医养结合服务的床位。"医养结合床位"是辽宁省沈阳市的创新，功能上实现"病时医疗，平时照护"。入住的是失能、有病不能自理的老年人。入住老年人在一张床上就能实现医疗和照护转换。即老年人一旦需要住院治病，在医养结合床上就能实现由"被照护者"到"患者"身份的转换，可直接用医保卡就医。病情稳定进行医保结算后，再转为照护床位，顺利实现医养服务功能转换。

按照国家促进医养结合工作的最终目的来看，真正的医养结合，就是"日常情况下养老，紧急情况下医疗"，能够同时具备"医、养"两种功能的才称作"医养结合"。而为了能够具备两种功能，建立两个单独的机构，并进行分别管理、互动经营的模式，成本太高，不利于医养结合工作的推进。因此，将"医养结合"的概念定位到"床位"上，使同一张床，在日常情况下为养老床位，启动养老相关政策补贴，在紧急情况下为医疗床位，启动医疗相关政策补贴。老人不需要重新进入另一套程序，机构不需要同时具备卫健、民政执照。该床位同时属于医疗和养老床位，是简化流程、推动医养结合工作继续进展的可行方向。为了推广医养结合床位，沈阳市医养结合办公室制定了《医疗机构医养结合床位设置标准》，在进一步的实践中，医养结合床位可升级建设为医养照护病房。

四、医养结合服务

（一）医养结合服务的定义

医养结合服务是指通过医疗资源与养老资源的整合和高效利用，实现医疗服务与养老服务的有机融合，由医护人员、健康照护师、医疗护理员、养老护理员等医养结合服务人员，在国家和地方法律法规许可开展医养结合服务的居家、社区、养老机构、医养结合机构等场所为老年人提供的老年健康服务、照护服务、人文关怀、健康管理等整合服务。其内容包括但不限于：基础服务（评估服务、生活照料服务、膳食服务、清洁卫生服务、洗涤服务、文化娱乐服务）、医疗服务、中医药服务、护理服务、康复服务、辅助服务、心理精神支持服务、失智老年人服务等。2020年辽宁省卫生健康委员会制定了《医养结合基本服务规范》，是我国医养结合领域的地方标准，从基础服务、医疗服务、中医药服务、护理服务、心理支持服务、服务质量控制等方面提出了要求。

（二）医疗卫生服务、养老服务和医养结合服务的联系和区别

医养结合服务，在养老服务基础上提供较为全面的老年医疗卫生服务，与老年健康服务体系的区别在于前者可提供养老服务、健康照护、人文关怀等服务。医疗卫生服务、养老服务和医养结合服务是三个相对独立完整的体系，三者之间界限清晰。医养结合中的"医"和"养"是两个独立的部分，医是医，养是养，医养是医、养有机结合。医养结合作为一种全新的老年服务模式、独立的专业，可以和以往传统养老模式相结合，以不同形式提供医养结合服务。医养结合是老龄事业和老龄产业的重要组成部分，有明确的服务标准、服务规范、服务体系、服务内容。医养结合机构是相对独立的内设机构，医养结合是专业技术服务，服务内容要由专业的医养结合团队实现。医养结合服务人员是专业技术人员，需要培养医养结合专门人才。医养结合的支付方式，最终是建立在医养结合自己的标准、规范之上的长期照护保险和其他支付方式，形成医养结合支付体系，长期照护保险的模式应该是独立设置的基本险种。

第三节 医养结合的任务

一、医养结合的作用和意义

2015年11月，国家卫生计生委牵头，会同民政部、国家发展改革委、财政部、人力资源社会保障部、国土资源部、住房城乡建设部、全国老龄办、中医药管理局等9个部门联合制定了《关于推进医疗卫生与养老服务相结合的指导意见》。文件指出，要充分认识推进医疗卫生与养老服务相结合的重要性。"我国是世界上老年人口最多的国家，老龄化速度较快。失能、部分失能老年人口大幅增加，老年人的医疗卫生服务需求和生活照料需求叠加的趋势越来越显著，健康养老服务需求日益强劲，目前有限的医疗卫生和养老服务资源以及彼此相对独立的服务体系远远不能满足老年人的需要，迫切需要为老年人提供医疗卫生与养老相结合的服务。医疗卫生与养老服务相结合，是社会各界普遍关注的重大民生问题，是积极应对人口老龄化的长久之计，是我国经济发展新常态下重要的经济增长点。加快推进医疗卫生与养老服务相结合，有利于满足人民群众日益增长的多层次、多样化健康养老服务需求，有利于扩大内需、拉动消费、增加就业，有利于推动经济持续健康发展和社会和谐稳定，对稳增长、促改革、调结构、惠民生和全面建成小康社会具有重要意义。"在我国人口老龄化趋势严峻的背景下，在经济社会高质量发展重要战略机会窗口期，推动医养结合工作恰逢其时。

（一）医养结合是贯彻落实健康中国战略和积极应对人口老龄化战略的重要工作任务

当前，我国老龄化呈现出数量多、速度快、差异大、任务重的形势，据测算，预计"十四五"时期，60岁及以上老年人口总量将突破3亿，占比将超过20%，进入中度老龄化阶段。2035年左右，60岁及以上老年人口将突破4亿，在总人口中的占比将超过30%，进入重度老龄化阶段。人口老龄化区域差异大，从城乡来看，城镇地区老年人数量比农村多，但农村地区老龄化程度比城镇地区更高。按照2020年数据，全国60岁及以上人口占辖区人口比重超过20%的省份共有10个，主要集中在东北、川渝等地区，应对人口老龄化任务重。党中央高度重视医养结合工作，国家印发系列政策文件，推进医养结合，加快老龄事业和产业发展，加快推动建设居家社区机构相协调、医养康养相结合的养老服务体系和健康支撑体系。

（二）医养结合是提高百姓福祉、满足老年人刚需的重要民生工程

妥善解决人口老龄化带来的社会问题，事关国家发展全局，事关百姓福祉。随着老龄化进程的加快和群众生活水平的提高，人们对健康养老服务的需求不断增加，已不满足传统的生活照料服务，对便捷有效的医疗卫生服务需求日益迫切。医养结合是在这样的背景下应运而生的新型服务模式，属于老年健康支撑体系，是落实健康中国战略和积

极应对人口老龄化战略的重要内容。医养结合服务体系可为大量失能、半失能老人提供服务，使很多家庭解除后顾之忧，有力促进了社会的和谐稳定，是保障和改善民生的重要内容。

（三）医养结合是贯彻落实供给侧结构性改革、促进资源互补的重要实践手段

应当看到，与目前人民群众日益增长的需求相比，养老医疗服务的供给端还存在诸多矛盾。具体来讲，居家养老人群得到上门就医、就近医疗服务远远不足，同时一些基层医疗资源处于闲置状态，整合转型乏力。企业的投资意愿很强烈，好的想法、好的项目不少，却受制于各种体制机制障碍，真正能够落地的不多。推动医养结合，着眼于需求侧取向，坚持从供给侧入手，促进养老和医疗卫生产业结构优化调整，是贯彻落实供给侧结构性改革的重要抓手。大批医疗机构通过面向老年人、满足老年人需求，盘活了闲置资源，形成了自身特色，而养老机构更是将提供医疗服务、与医疗资源合作作为其"金字招牌"。应当说，医养结合已经成为医疗体制改革、老龄产业发展的关键一环。不仅符合国家政策要求，而且对推进其他领域改革提供了可资借鉴的思路和办法。

（四）医养结合是促进经济转型、稳定就业的重要动力所在

医养结合的作用，不仅限于提升养老和医疗卫生产业的发展水平，对于扩大内需、刺激消费、增加就业等，都具有很大促进作用。很多医养结合项目不仅提升了周边住宅园区的品质，促进房地产差异化去库存，也增加了一大批医生、护理人员就业岗位。要从城市转型、综合受益的角度来看待医养结合工作，抓住难得机遇，切实以医养结合为"催化剂"，努力在激发新一轮振兴的内部活力上取得新的更大突破，为经济社会发展提供有力支撑。

二、医养结合的重点任务

我国在《关于推进医疗卫生与养老服务相结合的指导意见》中，明确提出了医养结合的5项重点任务。

（一）建立健全医疗卫生机构与养老机构合作机制

鼓励养老机构与周边的医疗卫生机构开展多种形式的协议合作，建立健全协作机制，本着互利互惠原则，明确双方责任。医疗卫生机构为养老机构开通预约就诊绿色通道，为入住老年人提供医疗巡诊、健康管理、保健咨询、预约就诊、急诊急救、中医养生保健等服务，确保入住老年人能够得到及时有效的医疗救治。养老机构内设的具备条件的医疗机构可作为医院（含中医医院）收治老年人的后期康复护理场所。鼓励二级以上综合医院（含中医医院，下同）与养老机构开展对口支援、合作共建。通过建设医疗养老联合体等多种方式，整合医疗、康复、养老和护理资源，为老年人提供治疗期住院、康复期护理、稳定期生活照料以及临终关怀一体化的健康和养老服务。

（二）支持养老机构开展医疗服务

养老机构可根据服务需求和自身能力，按相关规定申请开办老年病医院、康复医院、护理院、中医医院、临终关怀机构等，也可内设医务室或护理站，提高养老机构提供基本医疗服务的能力。养老机构设置的医疗机构要符合国家法律法规和卫生计生行政部门、中医药管理部门的有关规定，符合医疗机构基本标准，并按规定由相关部门实施准入和管理，依法依规开展医疗卫生服务。卫生计生行政部门和中医药管理部门要加大政策规划支持和技术指导力度。养老机构设置的医疗机构，符合条件的可按规定纳入城乡基本医疗保险定点范围。鼓励执业医师到养老机构设置的医疗机构多点执业，支持有相关专业特长的医师及专业人员在养老机构规范开展疾病预防、营养、中医调理养生等非诊疗行为的健康服务。

（三）推动医疗卫生服务延伸至社区、家庭

充分依托社区各类服务和信息网络平台，实现基层医疗卫生机构与社区养老服务机构的无缝对接。发挥卫生计生系统服务网络优势，结合基本公共卫生服务的开展为老年人建立健康档案，并为65岁以上老年人提供健康管理服务，到2020年65岁以上老年人健康管理率达到70%以上。鼓励为社区高龄、重病、失能、部分失能以及计划生育特殊家庭等行动不便或确有困难的老年人，提供定期体检、上门巡诊、家庭病床、社区护理、健康管理等基本服务。推进基层医疗卫生机构和医务人员与社区、居家养老结合，与老年人家庭建立签约服务关系，为老年人提供连续性的健康管理服务和医疗服务。提高基层医疗卫生机构为居家老年人提供上门服务的能力，规范为居家老年人提供的医疗和护理服务项目，将符合规定的医疗费用纳入医保支付范围。

（四）鼓励社会力量兴办医养结合机构

鼓励社会力量针对老年人健康养老需求，通过市场化运作方式，举办医养结合机构以及老年康复、老年护理等专业医疗机构。在制定医疗卫生和养老相关规划时，要给社会力量举办医养结合机构留出空间。按照"非禁即入"原则，凡符合规划条件和准入资质的，不得以任何理由加以限制。整合审批环节，明确并缩短审批时限，鼓励有条件的地方提供一站式便捷服务。通过特许经营、公建民营、民办公助等模式，支持社会力量举办非营利性医养结合机构。支持企业围绕老年人的预防保健、医疗卫生、康复护理、生活照料、精神慰藉等方面需求，积极开发安全有效的食品药品、康复辅具、日常照护、文化娱乐等老年人用品用具和服务产品。

（五）鼓励医疗卫生机构与养老服务融合发展

鼓励地方因地制宜，采取多种形式实现医疗卫生和养老服务融合发展。统筹医疗卫生与养老服务资源布局，重点加强老年病医院、康复医院、护理院、临终关怀机构建设，公立医院资源丰富的地区可积极稳妥地将部分公立医院转为康复、老年护理等接续

性医疗机构。提高综合医院为老年患者服务的能力，有条件的二级以上综合医院要开设老年病科，做好老年慢性病防治和康复护理相关工作。提高基层医疗卫生机构康复、护理床位占比，鼓励其根据服务需求增设老年养护、临终关怀病床。全面落实老年医疗服务优待政策，医疗卫生机构要为老年人特别是高龄、重病、失能及部分失能老年人提供挂号、就诊、转诊、取药、收费、综合诊疗等就医便利服务。有条件的医疗卫生机构可以通过多种形式、依法依规开展养老服务。鼓励各级医疗卫生机构和医务工作志愿者定期为老年人开展义诊。充分发挥中医药（含民族医药，下同）的预防保健特色优势，大力开发中医药与养老服务相结合的系列服务产品。

思考题

1．什么是医养结合，它有哪些服务模式？
2．简述医疗卫生服务、养老服务和医养结合服务的联系和区别。
3．请简述医养结合的任务有哪些。

参考文献

［1］国家卫健委．国家卫生健康委员会2022年9月20日新闻发布会文字实录［N］．中华人民共和国国家广播电视总局宣传司，2022-09-22．

第二章

医养结合政策体系

医养结合政策体系的构建与实施，是为了应对老龄化社会的挑战，保障老年人的健康权益而采取的重要举措。通过将医疗卫生与养老服务有机衔接，医养结合政策旨在提供全方位、连续性的养老健康支持，满足老年人在医疗、康复、护理、生活照料等方面的多元化需求。这一政策体系的构建与实施，不仅有助于提高老年人的生活质量，也有利于提升医疗卫生体系的服务效率，推动社会经济的可持续发展。本章将从政策内容出发，基于不同研究视角，对医养结合政策进行详细介绍。

第一节　医养结合政策概述

随着我国社会保障体系的不断改革和完善，医养结合成为解决老年人健康问题的重要途径。为推进医养结合服务体系建设，政府制定了一系列政策措施，旨在通过整合医疗资源和养老服务，提供全方位、连续性的养老健康支持，满足老年人在医疗、康复、护理和生活照料等方面的多元化需求，为老龄事业发展提供有力的支撑。

一、国家战略层面

国家战略是我国宏观经济治理体系中的重要组成，是在国家层面上制定的，具有宏观性、长远性和战略性的特征。积极应对人口老龄化战略、健康中国战略等国家战略为我国医养结合发展提供了总体方向。

（一）积极应对人口老龄化战略

党的十八大以来，各地区各部门认真贯彻落实党中央关于老龄工作的决策部署，加快健全社会保障体系和养老服务体系，各项工作取得明显成效。2017年，党的十九大报告提出"积极应对人口老龄化"。2019年，十九届五中全会把积极应对人口老龄化上升为国家战略。

积极应对人口老龄化，事关国家发展和民生福祉，是实现经济高质量发展、维护国家安全和社会稳定的重要举措。走出一条中国特色积极应对人口老龄化道路，把积极老龄观、健康老龄化理念融入经济社会发展全过程，加快建立健全相关政策体系和制度框架，是促进老年人养老服务、健康服务、社会保障、社会参与、权益保障等统筹发展和践行以人民为中心发展思想的内在要求和重要体现，维护国家安全和社会和谐稳定、实现第二个百年奋斗目标的重要考量。加快建设居家社区机构相协调、医养康养相结合的养老服务体系和健康支撑体系，发展老龄事业和产业，是推动高质量发展、加快构建新发展格局的重要举措。

2021年5月31日中央政治局会议强调，要贯彻落实积极应对人口老龄化国家战略，加快建立健全相关政策体系和制度框架，稳妥实施渐进式延迟法定退休年龄，积极推进职工基本养老保险全国统筹，完善多层次养老保障体系，探索建立长期护理保险制度框架，加快建设居家社区机构相协调、医养康养相结合的养老服务体系和健康支撑体系，发展老龄产业，推动各领域各行业适老化转型升级，大力弘扬中华民族孝亲敬老传统美德，切实维护老年人合法权益。各级党委和政府要健全完善老龄工作体系，加大财政投入力度，完善老龄事业发展财政投入政策和多渠道筹资机制，为积极应对人口老龄化提供必要保障。这表明了政府对人口老龄化问题的重视程度，以及采取积极措施应对人口老龄化的决心。

（二）健康中国战略

2016年，中共中央、国务院印发了《"健康中国2030"规划纲要》，指出健康是促进人的全面发展的必然要求，是经济社会发展的基础条件。实现国民健康长寿，是国家富强、民族振兴的重要标志，也是全国各族人民的共同愿望。推进健康中国建设，是全面建成小康社会、基本实现社会主义现代化的重要基础，是全面提升中华民族健康素质、实现人民健康与经济社会协同发展的国家战略。

2019年，国家卫生健康委印发了《健康中国行动（2019—2030年）》等一系列政策文件，细化了健康中国行动战略的具体路径和行动计划，把人民健康放在优先发展的战略位置，加快将健康融入所有政策。强调加强医疗卫生服务，提高基层医疗服务水平、完善医疗卫生服务网络、加强医疗人才队伍建设。强调促进健康老龄化，包括加强老年人健康管理、开展老年人健康教育、鼓励老年人积极参与体育锻炼和文化娱乐活动等。建立医养结合服务体系，鼓励医疗卫生机构与养老服务机构建立紧密的合作关系，共同推动医养结合服务的发展，满足老年人在医疗和养老方面的综合需求，提供全方位的照护和支持。支持社会力量参与，鼓励社会力量参与医养结合事业的发展，通过政策引导、财政支持等方式，吸引更多的社会资本投入医养结合领域，推动服务供给的多样化和优质化。

二、方针规划层面

党和政府出台了《"十四五"国民健康规划》《全国护理事业发展规划（2016—2020年）》《国家积极应对人口老龄化中长期规划》等，促进医疗卫生服务与养老服务的深度融合，推动建立更全面、更便捷的医养结合服务。

1.《国家积极应对人口老龄化中长期规划》　2019年，中共中央、国务院印发《国家积极应对人口老龄化中长期规划》，明确了短期到2022年、中期到2035年、长期到本世纪中叶，我国积极应对人口老龄化的战略目标，从财富储备、人力资源、物质服务、科技支撑、社会环境五个方面明确了我国应对人口老龄化的制度框架。

2.《关于加强新时代老龄工作的意见》　2021年，中共中央、国务院印发《关于加强新时代老龄工作的意见》。《意见》共分八个部分、24条，主要部署了健全养老服务体系、完善老年人健康支撑体系、促进老年人社会参与、着力构建老年友好型社会、积极培育银发经济等方面的老龄工作任务，充分体现了把积极老龄观、健康老龄化理念融入经济社会发展全过程的指导思想。意见既在指导思想和工作原则上与2019年印发的《国家积极应对人口老龄化中长期规划》保持一致，又聚焦新时代、聚焦老龄工作、聚焦老年人的"急难愁盼"问题，侧重既定目标任务的落实，通过创新和完善政策举措，建立制度框架，推动老龄工作落地见效，是指导新时代老龄工作的纲领性文件。意见具有五个突出特点：一是将加强党的领导作为首要原则贯穿文件始终；二是充分发挥政府主导作用；三是充分发挥市场机制作用，提供多元产品和服务；四是建立基本养老服务清单制度；五是强化地方和部门在老龄工作中的职责，压实责任，推动落实。

3.《"十四五"国家老龄事业发展和养老服务体系规划》 2022年，国务院印发《"十四五"国家老龄事业发展和养老服务体系规划》，围绕推动老龄事业和产业协同发展、推动养老服务体系高质量发展，明确了"十四五"时期的总体要求、主要目标和工作任务。强调坚持党委领导、政府主导、社会参与、全民行动，实施积极应对人口老龄化国家战略，以加快完善社会保障、养老服务、健康支撑体系为重点，把积极老龄观、健康老龄化理念融入经济社会发展全过程，尽力而为、量力而行、深化改革、综合施策，加大制度创新、政策供给、财政投入力度，在老有所养、老有所医、老有所为、老有所学、老有所乐上不断取得新进展，让老年人共享改革发展成果、安享幸福晚年。提出了"十四五"时期的发展目标，即养老服务供给不断扩大，老年健康支撑体系更加健全，为老服务多业态创新融合发展，要素保障能力持续增强，社会环境更加适老宜居；并明确了养老服务床位总量、养老机构护理型床位占比等9个主要指标，推动全社会积极应对人口老龄化格局初步形成，老年人获得感、幸福感、安全感显著提升。部署了9个方面具体工作任务，包括织牢社会保障和兜底性养老服务网，扩大普惠型养老服务覆盖面，强化居家社区养老服务能力，完善老年健康支撑体系，大力发展银发经济，践行积极老龄观，营造老年友好型社会环境，增强发展要素支撑体系，维护老年人合法权益。推进公办养老机构提升行动、医养结合能力提升专项行动、智慧助老行动、人才队伍建设行动。

4.《"十四五"健康老龄化规划》 2022年，国家卫生健康委会同教育部、科技部等15部门联合印发《"十四五"健康老龄化规划》。强调到2025年，老年健康服务资源配置更加合理，综合连续、覆盖城乡的老年健康服务体系基本建立，老年健康保障制度更加健全，老年人健康生活社会环境更加友善，老年人健康需求得到更好满足，老年人健康水平不断提升，健康预期寿命不断延长。提出9项任务，一是强化健康教育，提高老年人主动健康能力；二是完善身心健康并重的预防保健服务体系；三是以连续性服务为重点，提升老年医疗服务水平；四是健全居家、社区、机构相协调的失能老年人照护服务体系；五是深入推进医养结合发展；六是发展中医药老年健康服务；七是加强老年健康服务机构建设；八是提升老年健康服务能力；九是促进健康老龄化的科技和产业发展。

三、政策层面

2013年8月16日，国务院召开常务会议，研究确定深化改革加快发展养老服务业的任务措施。根据国务院常务会议精神，2013年9月6日国务院印发了《国务院关于加快发展养老服务业的若干意见》，明确提出"积极推进医疗卫生与养老服务相结合""推动医养融合发展""要促进医疗卫生资源进入养老机构、社区和居民家庭""要探索医疗机构与养老机构合作新模式"等意见。同时提出6项工作任务：一是统筹规划发展城市养老服务设施；二是大力发展居家养老服务网络；三是大力加强养老机构建设；四是切实加强农村养老服务；五是繁荣养老服务消费市场；六是积极推进医疗卫生与养老服务相结合。这是最早提出医疗卫生与养老服务相结合即医养结合的国家文件。因此，2013年被称为"医养结合元年"。

此后，国家又陆续发布了《国务院关于促进健康服务业发展的若干意见》《关于加强养老服务标准化工作的指导意见》等一系列指导性文件。2015年11月，国家卫生计生委牵头，会同民政部、国家发展改革委、财政部、人力资源社会保障部、国土资源部、住房城乡建设部、全国老龄办、中医药管理局等9个部门联合制定了《关于推进医疗卫生与养老服务相结合的指导意见》。2015年11月18日，国务院办公厅转发国家卫生计生委等部门《关于推进医疗卫生与养老服务相结合指导意见的通知》，又称"84号文件"。"84号文件"指出，要充分认识推进医疗卫生与养老服务相结合的重要性，并提出了医养结合发展的5项重点任务。自此，医养结合试点从国家层面全面展开。

经过几年试点摸索，各试点城市在实践层面的探索和取得的良好成效，促使国家对医养结合未来发展进一步作出战略性规划和安排。2019年，国家密集出台了一批推进医养结合发展的政策文件：《关于做好医养结合机构审批登记工作的通知》《关于加强老年护理服务工作的通知》《关于印发医养结合机构服务指南（试行）的通知》等。2023年3月14日，民政部和国家卫健委联合发布《关于推广医养结合试点工作典型经验的通知》，遴选确定了北京市东城区等两批90个国家级试点单位，并对试点工作典型经验进行了总结。

在养老服务领域，国家制定了《关于全面放开养老服务市场提升养老服务质量的若干意见》《关于推进养老服务发展的意见》《关于建立健全养老服务综合监管制度促进养老服务高质量发展的意见》《关于促进养老托育服务健康发展的意见》等高层级综合文件，并出台土地保障、税费优惠、融资支持等针对性专项政策，其中对医养结合工作也进行了强调和部署，标志着我国积极应对人口老龄化事业、全面推进医养结合工作进入新的起点。

在医养结合人才队伍建设方面，《关于引导医务人员从事医养结合服务的意见》提出要引导医务人员从事医养结合服务，并明确了具体措施，如基层卫生健康人才招聘、使用和培养等要向提供医养结合服务的医疗卫生机构倾斜，公立医疗卫生机构在内部绩效分配时，对完成居家医疗服务、医养结合签约等服务较好的医务人员给予适当倾斜等。《关于加快推进养老服务业人才培养的意见》主要针对养老服务业人才的培养和培训，提出了一系列措施，包括加强学科专业建设、完善教育培训体系、推动人才创新创业等。这些措施旨在培养更多的养老服务人才，提高养老服务的质量和水平，满足日益增长的老年人养老需求。以人口战略、生育政策、就业制度、养老服务、社保体系、健康保障、人才培养、环境支持、社会参与等为支撑的应对体系，以促进人口均衡发展和健全养老服务体系。

四、法规层面

2018年，《中华人民共和国老年人权益保障法》进行了第3次修订，为老年人提供坚实的法律制度保障；规定了老年人的权益及其保障措施。该法明确规定了老年人享有社会保障、家庭赡养与扶养、社会优待、宜居环境建设、参与社会发展等权利，并要求各级政府和有关部门应当履行相应职责，保障老年人的合法权益。此外，该法还对侵害老年人权益的行为规定了相应的法律责任。老年人福利补贴、关爱服务等制度建立健全，老年人高龄补贴、困难补贴、护理补贴制度实现省级全覆盖，农村留守老年人关爱服务工作机制不断健全完善，农村高龄、独居、孤寡、空巢留守老年人探访制度全面建立。全国所有省份均已出台针对政务服务、健康保健、交通出行、商业服务、文化休闲、维权服务等方面的老年人社会优待政策。

2019年，国家颁布《中华人民共和国基本医疗卫生与健康促进法》，对老年人保健事业作出明确规定。《"十三五"健康老龄化规划》《关于制定和实施老年人照顾服务项目的意见》《关于深入推进医养结合发展的若干意见》《关于建立完善老年健康服务体系的指导意见》等提出具体要求，推动建立综合连续、覆盖城乡的老年健康服务体系。各地为65岁以上老人建立健康档案，并提供每年一次的免费健康体检，对老年人进行健康指导和慢性病综合干预，老年人健康医疗服务逐步下沉到社区和家庭。

第二节 医养结合政策分类

一、政策发文量

2013—2023年，医养结合领域国家层面印发了大量政策文件，对其中43份涉及医养结合核心业务和管理的文件进行分析，发文量变化趋势如图2-1所示。

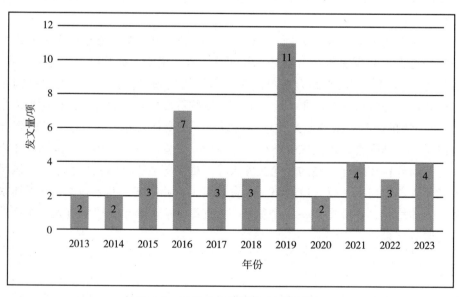

图2-1 医养结合政策出台时间分布

2013—2023年间我国医养结合政策年均发文量最高的年份为2019年，政策发文量为11项，其次为2016年，政策发文量为7项。年均发文量最低的年份为2013年、2014年、2020年，政策发文量均为2项。2013年，医养结合的概念首次出现在我国国家层面政策文件中，此后两年间相关的政策文件数量较少，我国医养结合政策体系发展仍处于刚刚起步的状态。2015年，国家卫生计生委等9个部门联合发文，提出要加快医养结合建设，在两年内完成医养结合政策体系、标准规范、管理制度的初步建设工作，五年内形成基本的医养结合体制、机制和政策法律体系，医养结合政策文件的发文量有所上升，2019年发文量达到峰值。

二、医养结合政策发布主体

我国的行政主体包括行政机关和法律法规授权组织，如国务院及其组成部门、直属机构、授权机构、部委管理的国家局等。医养结合政策执行主体划分为政府、卫生行政部门、医疗机构和养老机构。根据医养结合主要发文主体划分为统筹管理类、职能支撑类和资源保障类，按照其在发展医养结合中的推动作用进行分类阐述。

（一）统筹管理类

现代国家的决策需要依靠有序的组织来实现，医养结合政策的统筹管理类政府组织包括国务院及其办公厅。在发文主体中，国务院颁发的政策数量达17项，占比达39.5%，这反映出国家在应对人口老龄化、优化老年健康和养老服务供给方面的决心和战略导向。分别针对养老服务业、健康服务业、中医药、公共卫生、公共服务、人口规划、老龄事业和养老体系等方面制定了发展指导意见或发展规划。国务院在发布的《关于加快养老服务业发展的若干意见》中提出了推动医养融合发展的参考性意见，包括对医疗卫生资源开放、医养机构合作模式探索以及医疗保险机制健全等方面的建议。推进医养结合不仅是为了应对人口老龄化的挑战，更是为了增强老年人的获得感和满意度。这些政策的出台，鼓励社会力量积极参与，进一步完善以居家为基础、社区为依托、机构为补充的医养相结合的养老服务体系，更好地满足老年人的健康养老服务需求。

（二）职能支撑类

根据统筹管理部门的指示引导，职能支撑部门直接、切实推进医养结合政策从规划转化为实践执行。医养结合政策的职能支撑类部门包括国家卫生健康委员会、中医药局、民政部、全国老龄工作委员会和发展改革委员会。其中，国家卫生健康委员会和国家中医药管理局主要负责提供医疗卫生服务资源，民政部和全国老龄工作委员会负责牵头开展养老工作。国家卫健委出台政策的数量为10项，占比23.8%。国家卫生健康委在医养结合政策的制定和执行过程中起到了关键引领作用，促进医养结合服务的有效供给和质量提升。同时，这也反映了我国政府以积极老龄观、健康老龄观应对人口老龄化的积极态度和行动能力。

同时以上部门也注重合作关系，协同发文，共同构建医养结合的政策支撑体系。在出台政策数量方面，联合出台的政策共14项，占比为32.6%，数量上排名第二。其中，在2013—2023年期间，国家卫健委发布了10项医养结合政策文本。包含《关于开展老年人失能（失智）预防干预试点工作的通知》《关于建立完善老年健康服务体系的指导意见》等涉及老年服务政策文件5项，《关于做好医养结合机构审批登记工作的通知》《医养结合机构服务指南（试行）》涉及医养结合机构管理工作内容2项，《国家卫生健康委关于印发医养结合示范项目工作方案的通知》《关于推广医养结合试点工作典型经验的通知》涉及医养结合示范试点工作的内容2项，以及《关于印发促进护理服务业改革与发展指导意见的通知》关于护理服务工作内容1项。

（三）资源保障类

财政部、工信部和教育部分别负责管理国家的财政财经、工业产业和教育培训工作。因涉及的问题复杂多元，如卫生健康、社会保障、养老服务、教育、财务等众多领域，这些资源保障类部门多是以联合发文为主。在13项联合发文政策文件中，涉及资源保障类职能部门的政策有5项，分别为《关于加快推进养老服务业人才培养的意见》《关于深入推进医养结合发展的若干意见》《关于推进医疗卫生与养老服务相结合的指导意见》《关于加强养老服务设施规划建设工作的通知》和《关于印发"十四五"健康老龄化规划的通知》。医养结合的过程规范、服务延伸、产品开发、市场激活等方面都离不开资金扶持、技术支持和人才保障，财政部、工信部和教育部等推出系列举措，进一步为老年群体提供专业规范、方便可及、综合连续的医养服务提供稳固的资源保障。这也充分体现出了医养结合政策制定的跨部门协同和整合能力。

此外，各部门之间的紧密合作也有助于解决在推进医养结合过程中可能出现的难点和堵点问题。例如，政策支持、服务能力提升和人才建设等方面，需要跨部门的协调和努力，为实现老年人的健康养老提供了坚实的保障。

三、我国医养结合政策发展脉络

我国医养结合政策的发展经历了起步萌芽时期（2013—2014年）、持续探索时期（2015—2018年）和快速发展时期（2019—2023年）3个阶段。在这个过程中，国务院和相关部门相继颁发了一系列政策文件，推动医养结合建设和管理的标准化和规范化，优化医养结合服务体系建设和质量的提升，为老年人提供更为优质的医养结合服务。

（一）起步萌芽时期（2013—2014年）

2013年，国务院发布了《关于加快发展养老服务业的若干意见》，这是国家层面首次出现"医养结合"的概念。然而，在这个阶段，相关的政策文献数量较少，虽然存在多部门联合发文的情况，但文件中涉及医养结合的部分较少。此外，2013—2014年间没有出现专门的医养结合政策文件，医养结合这一概念主要是在养老服务产业政策中被提及。整体来看，该时期的医养结合政策体系仍处于起步阶段。

（二）持续探索时期（2015—2018年）

2015—2018年期间，我国政府相关部门出台了大量与医养结合相关的政策文件，共计20项。其中，2015年，国家卫生计生委等9个部门联合发文，提出了全面部署推进医养结合发展的要求。在这一阶段，多部门协作机制初步形成，特别是2016年国家卫生计生委对医养结合重点任务进行了分解，制定了明确、细致的分工和协作方案，并与民政部、卫生计生委、中医药管理局、人社部等17个部门和机构建立协作机制，共同推进医养结合发展。

此外，我国政府在该时期还出台了一系列与医养结合模式发展密切相关的规划纲要和试点示范政策，内容涉及医疗卫生服务体系、中医药健康服务、健康老龄化发展、医养结合试点单位遴选、居家和社区养老服务改革、长期护理保险制度、国家慢性病综合防控示范区建设等方面。总体来看，我国相关政府部门在2015—2018年间对医养结合模式和产业发展等方面进行了不同程度的持续性探索。这一时期我国医养结合政策呈现出快速发展、由"线"到"面"的特征，政策数量倍增且政策质量不断提升，而且不再是单一部门的"一枝独秀"，其他部门如发改委、工信部等部门也都出台了类似政策，表明医养结合已经引起了多部门的广泛关注。

（三）快速发展时期（2019—2023年）

从2019年开始，我国医养结合政策进入了快速发展阶段。随着健康中国战略和健康老龄化理念的不断深入，医养结合作为健康产业与"银发经济"的交叉板块，成为推动社会经济发展的重要支撑。在此背景下，我国政府进一步加大对医养结合的政策扶持力度。

这一阶段，政策内容不断深化细化。我国政府连续出台了多项关于医养结合服务内容和形式的政策文件，涵盖了老年护理的需求评估与服务规范、社区医院建设、老年人居家医疗服务管理机制等方面。这些政策文件进一步推动了医养结合服务的精细化、全面化发展，管理机制日益规范化。我国政府在医养结合机构审批登记管理、老年医学科建设与管理指南、医养结合机构服务和管理指南、医疗卫生机构与养老服务机构签约合作服务指南等方面制定了相应的规范性文件。这些规范性文件为医养结合服务提供了明确的标准和指导，有助于提高服务质量和管理效率。政府部门间协作更加紧密。联合发文8项，高于2015—2018年间联合发文量6项。这些联合发布的政策文件涉及的部门和机构数量也较多，表明我国政府部门在推进医养结合发展方面形成了更加紧密的协作机制（图2-2）。

总体来说，这一时期我国医养结合政策的显著特点是由"面"到"体"，经过萌芽期和发展期两个阶段的持续发力，初步形成我国医养结合特色政策体系。可以说本时期我国医养结合政策的发展迈入了一个新的历史阶段，发文机构覆盖中央大部分部门机构，相关政策对地方政府及相关科研部门都产生深远的影响。

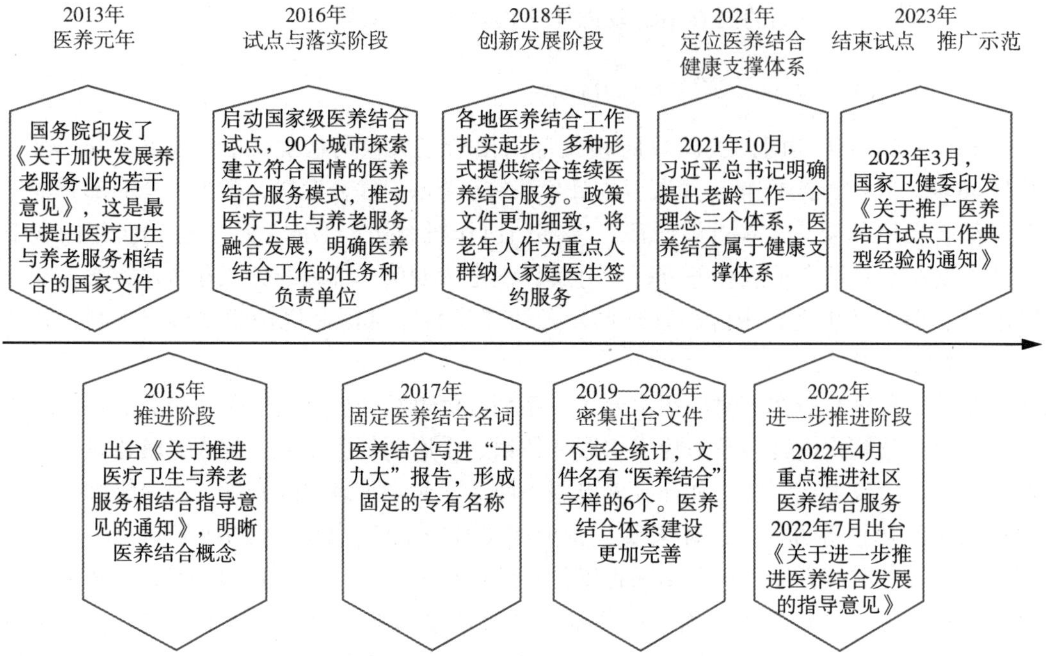

图2-2　医养结合政策发展时间轴

第三节　医养结合政策特征

一、医养结合政策演变特征

（一）发展形势

2013年，国务院发布了《关于加快发展养老服务业的若干意见》，首次在国家政策文件中正式提出"积极推进医疗卫生与养老服务相结合"。这一政策标志着医养结合开始受到政府的高度重视。各地制定相关的落实政策，探索推进医养结合的策略。辽宁省在2016年出台了《辽宁省人民政府办公厅关于推进医疗卫生与养老服务结合发展的实施意见》，提出到2017年，实现医疗、养老资源有效融合，建成一批兼具医疗卫生，养老服务资质和能力的医疗卫生机构或养老机构（以下统称医养结合机构），逐步提升基层医疗卫生机构为居家老年人提供上门服务的能力，80%以上医疗机构开设为老年人提供挂号、就医等便利服务的绿色通道，50%以上养老机构能够以不同形式为入住老年人提供医疗卫生服务。

随着时间的推移，医养结合政策的内涵不断丰富，逐渐涉及更多的方面。在2017年，国务院办公厅印发了《关于进一步扩大旅游文化体育健康养老教育培训等领域消费的意见》，提出了"实施健康养老消费计划"，鼓励发展健康养老消费新业态、新模式。

这一政策标志着医养结合已经不再局限于传统的养老服务和医疗卫生服务，而是开始涉及旅游、文化、体育等多个领域，医养结合的概念已经变得更加综合和全面。

除此之外，在实施过程中，政府通过支持社会力量提供医养结合服务、推进基层医疗卫生机构与社区养老服务机构签约合作、加强医养结合服务队伍建设、完善价格政策、健全多元投入机制、完善相关规划和设施布局等方面采取一系列政策措施，推动医养结合事业的发展。通过提供财政补贴、税收优惠等政策手段，鼓励社会力量兴办医养结合机构，推动医疗卫生机构与社区养老服务机构开展签约合作等。这些政策措施进一步促进了医养结合的交互融合。

总体来说，2013—2023年医养结合政策的演变特征是逐步交互融合。这个过程中，政策制定者、医疗机构和养老机构逐渐认识到医养结合的重要性，并开始探索将医疗和养老相结合的新型模式，以更好地满足老年人的多重需求。

（二）政策格局

2013年，国务院发布了《关于加快养老服务业发展的若干意见》，首次提出了"推动医养融合发展"的概念，并初步提出了养中设医、医中设养、建立医疗契约服务关系、探索新合作模式等设想。然而，这一政策文件并未对医养结合进行明确的概念界定，且仅停留在尝试性设想的阶段，缺乏具体的操作规范标准与指南。

在2014—2015年，政府发布了一系列涉及健康与养老服务的政策文件，如《关于加快推进健康与养老服务工程建设的通知》《养老机构医务室基本标准（试行）》《关于加快推进健康与养老服务工程建设》和《全国医疗卫生服务体系规划纲要（2015—2020）》等，这些政策文件对医养结合的具体执行细节有所涉及。《全国医疗卫生服务体系规划纲要（2015—2020）》中提出要加强养老机构与医疗机构之间的签约与转诊合作，同时医疗机构应为居家老人提供上门诊疗服务等。

2015年，第一项专门的医养结合政策——《关于推进医疗卫生与养老服务相结合指导意见》出台，该政策全文对医养结合进行了统筹规划，并明确了发展方向。随后在2016年，《医养结合重点任务分工方案》进一步明确了各方职责，并落实了重点任务。同时，"十三五"规划、民政事业、护理事业、医药卫生改革、基本公共服务等多项规划中都纳入了医养结合的相关内容，这表明医养结合在我国社会建设战略中已经占据了一席之地。

在2017—2018年期间，政府采取了一系列实质性措施来推动医养结合机构的建设和运营，包括一站式办理、支持多渠道融资、取消养老机构内部设置医疗机构的行政审批、明确央地财政事权与支出责任等。针对医养结合发展过程中的难点和堵点问题，中央政府在2019—2020年间发布了《关于深入推进医养结合发展的若干意见》。与第一份专项政策相比，这份意见提出了更多具有可操作性和标准化程度高的措施，旨在强化医养服务的衔接、填补支持政策的空白，并强化保障措施。同时出台的《医养结合机构管理和服务指南》也为规范医养机构的服务管理提供了更为细化指标。此外，为应对新型冠状病毒感染疫情防控需要，国家还针对医养机构的疫情常态化管理制定了专项政策，使医养结合在应急管理领域有了政策参考蓝本。

从数量上看，大部分专门的医养结合政策都是在2019—2023年间出台的。这既是因为经过几年的发展，医养结合中的短板和弊端逐渐显现出来，需要政府不断调整政策方向并给予支持；也是因为在经济社会发展过程中，医养结合需要跨领域融入，亟待国家出台相关政策给予支持。但总体来说，从2013年首次提及至今，医养结合政策在不断地细化完善，其可操作性也日益增强。

（三）价值导向

自2000年以来，随着经济社会快速发展和老龄化程度持续加剧，政府对老年人的保障和服务需求也发生了重大转变。从最初只能顾及"三无"老人等困难群体，到逐渐重视满足城乡老年人的多样化、多层次需求，政府不断深化对老年人照顾任务和管理责任的认识，并采取了一系列措施加强医养结合服务的发展。

在医养结合服务诞生之际，政府开始为"三无"老人、收入少或经济困窘的老人提供免费或低收费护理服务，逐步改善了老年人的兜底服务模式，由粗放单一向精细多元发展。这一时期，政府开始建立健全覆盖城乡居民的社会保障公共服务体系，包括城乡居民基本养老保险、基本医疗保险等，为老年人提供更加完善和可持续的医养结合服务。

2017年，政府在《加强农村留守老年人关爱服务工作的意见》中进一步强调了为65岁以上的留守老年人提供医养结合服务的重要性。这一政策文件标志着政府对农村老年人的关爱服务工作的重视和加强。2019—2023年间，政府加大了整治养老服务和医养结合服务质量的行动力度。民政部等多部门联合实施了普惠养老城企联动专项行动，通过城市政府和企业之间的合作，为老年人群体提供可负担、方便可及的养老服务。这一专项行动注重普惠导向，同时追求提升服务质量和企业效益、提高人民满意度的目标。

随后，国家陆续开展了养老院服务质量建设专项行动、特困人员供养服务设施（敬老院）改造提升工程、医养结合机构服务质量提升行动等措施，旨在补短板、提质量、强基础、防风险。2020年，应国家卫生健康委员会要求，各地开展了医养结合监测工作，针对人口基本情况、相关保障及配套措施、机构服务情况等内容报送数据，为优化服务模式、规范服务行为提供了重要支撑。

总体来说，自2000年以来，政府对老年人的保障和服务工作发生了重大转变，由最初的粗放单一发展为精细多元的兜底照顾任务和管理责任。政府通过建立健全社会保障公共服务体系、加强农村留守老年人关爱服务工作、实施普惠养老城企联动专项行动等措施，不断加强医养结合服务的发展，提高老年人的生活质量和幸福感。

二、医养结合政策维度特征

（一）医养结合的宏观规划维度

本维度主要是由国务院颁发的关于国民健康等方面的纲领性文件。2016年，第十二届全国人民代表大会四次会议表决通过，新华社授权发布的《中华人民共和国国民经济和社会发展第十三个五年规划纲要》明确提出推动经济转型升级、提高人民生活水平，加强生态文明建设，推动创新驱动发展，深化改革开放，促进区域协调发展，加强民生保障等。2016年，国家发布了《"健康中国2030"规划纲要》，提出积极促进健康与养老、旅游、互联网、健身休闲、食品融合，催生健康新产业、新业态、新模式。2019年，国务院发布了《健康中国行动（2019—2030年）》，从干预健康影响因素、维护全生命周期健康和防控重大疾病等三个方面提出实施15项行动，并对组织实施作出部署。

（二）医养结合的行业整合维度

本维度主要是由国务院、卫健委等部门发布的关于养老、卫生行业的总体统筹政策文件。2016年，国家卫生计生委出台《全国护理事业发展规划（2016—2020年）》，提出完善护理服务体系，加强护士队伍建设、加强护理信息化建设、加强交流合作。补齐护理短板弱项，推动中医护理发展，从而推动护理高质量发展。2017年出台《"十三五"国家老龄事业发展和养老体系建设规划》，指出我国老龄事业发展和养老服务体系建设取得一系列新成就，提出了"十四五"时期养老服务供给不断扩大，老年健康支撑体系更加健全等发展目标，并部署了包括织牢社会保障和兜底性养老服务网，扩大普惠型养老服务覆盖面等9个方面具体工作任务。

（三）医养结合的领域协作维度

本维度主要是相关委办局联合颁发的推进医养结合建设的政策文件。2015年国家卫生计生委、民政部、国家发展改革委等9个部门联合发文《关于推进医疗卫生与养老服务相结合的指导意见》，明确建立健全医疗卫生机构与养老机构合作机制、鼓励养老机构与周边的医疗卫生机构开展多种形式的协议合作等五个方面重点任务，强调完善投融资和财税价格政策、加强规划布局和用地保障等重要民生问题。2019年，国家卫生健康委、银保监会、中医药管理局三部门联合颁发《关于开展老年护理需求评估和规范服务工作的通知》，提出开展老年护理需求评估工作；规范提供老年护理服务；加大增加有效供给、加强人员培训等支持保障力度；提出加强组织领导、鼓励先行先试等有关要求。

（四）医养结合的实践落地维度

本维度主要是由相关执行部门颁发的行业内关于开展医养结合工作的具体要求。2019年，国家卫健委颁发《关于深入推进医养结合发展的若干意见》提出要立足医养结合发展实际，坚持问题导向，提出强化医疗卫生与养老服务衔接、推进"放管服"改革等5个方面15项政策措施。同年，国家卫健委还颁发了《医养结合机构服务指南（试行）》，明确对医养结合机构的基本要求；明确养老服务管理要求；明确医疗服务管理要求；明确医养服务衔接管理要求；明确运营管理要求；加强安全管理。2023年，国家卫健委联合国家中医药管理局、国家疾控局联合发布了《关于印发居家和社区医养结合服务指南（试行）的通知》，明确了居家和社区医养结合服务含义，针对机构资质、设施设备和服务人员资质2个方面内容作出明确规定，明确健康教育、健康管理服务等8项服务内容，并提出9项要求。

（五）医养结合的标杆创建维度

本维度主要是由国家卫健委等部门颁发的关于医养结合的示范点建设等内容。2016年，民政部颁发《关于确定第一批国家级医养结合试点单位的通知》，确定北京市东城区等50个市（区）作为第一批国家级医养结合试点单位。2022年，国家卫生健康委颁发《关于印发医养结合示范项目工作方案的通知》，提出由国家卫生健康委牵头组织开展医养结合示范项目创建工作，明确创建目标、创建范围、创建标准和工作流程（表2-1）。

表2-1　医养结合政策相关维度

政策维度	发布时间	发文字号	政策名称	重点内容
宏观规划维度	2015.03	国办发〔2015〕14号	《关于印发全国医疗卫生服务体系规划纲要（2015—2020年）的通知》	明确了合理确定全国2020年医疗卫生资源总量标准、科学布局公立医疗卫生机构等5个方面的具体任务，提出加强信息资源配置
	2016.10	国发	《"健康中国2030"规划纲要》	积极促进健康与养老、旅游、互联网、健身休闲、食品融合，催生健康新产业、新业态、新模式
	2019.07	国办发〔2019〕32号	《健康中国行动（2019—2030年）》	从干预健康影响因素、维护全生命周期健康和防控重大疾病等三个方面提出实施15项行动，并对组织实施作出部署
领域协作维度	2014.01	民发〔2014〕17号	《关于加强养老服务标准化工作的指导意见》	建立养老服务标准体系，推进标准制定和实施，提高服务质量和安全水平，促进养老服务业健康发展
	2014.06	教职成〔2014〕5号	《关于加快推进养老服务业人才培养的意见》	明确加快推进养老服务相关专业教育体系建设、全面提高养老服务相关专业教育教学质量、大力加强养老服务从业人员继续教育、积极引导学生从事养老服务事业等方面的举措
	2015.03	民发〔2014〕116号	《关于加强养老服务设施规划建设工作的通知》	充分认识推进城镇养老服务设施建设的重要意义；加强规划，分类实施，统筹推进城镇养老服务设施建设；推动城镇养老服务设施建设的保障
	2015.11	国办发〔2015〕84号	《关于推进医疗卫生与养老服务相结合的指导意见》	明确建立健全医疗卫生机构与养老机构合作机制、鼓励养老机构与周边的医疗卫生机构开展多种形式的协议合作等五方面重点任务，强调完善投融资和财税价格政策、加强规划布局和用地保障等重要民生问题
	2019.07	国卫医发〔2019〕48号	《关于开展老年护理需求评估和规范服务工作的通知》	开展老年护理需求评估工作，规范提供老年护理服务，加大增加有效供给、加强人员培训等支持保障力度，提出加强组织领导、鼓励先行先试等有关要求

政策维度	发布时间	发文字号	政策名称	重点内容
领域协作维度	2019.07	国卫医发〔2019〕49号	《关于加强医疗护理员培训和规范管理工作的通知》	提出要高度重视医疗护理员培训和规范管理工作，开展医疗护理员培训，加强医疗护理员的规范管理
	2019.12	国卫办医函〔2019〕898号	《老年护理实践指南（试行）》	针对老年患者常见综合征、常见疾病、心理问题、老年护理技术、康复护理以及安宁疗护、居家护理等需求，明确评估与观察要点、护理要点、健康指导以及居家护理要点等。以指导各级各类医疗机构规范提供老年护理服务，提高服务质量和水平
	2019.12	国卫办医发〔2019〕22号	《关于加强老年护理服务工作的通知》	增加提供老年护理服务的医疗机构和床位数量，医疗机构增加老年护理服务供给，提高老年护理从业人员服务能力，丰富老年护理服务模式，做好组织实施工作
	2022.02	国卫老龄发〔2022〕4号	《关于印发"十四五"健康老龄化规划的通知》	总结"十三五"时期促进健康老龄化的主要成就，分析"十四五"时期面临的形势和挑战，明确"十四五"期间促进健康老龄化的指导思想、基本原则和发展目标，提出强化健康教育、提高老年人主动健康能力、完善身心健康并重的预防保健服务体系等9项工作目标
行业整合维度	2013.09	国发〔2013〕35号	《国务院关于加快发展养老服务业的若干意见》	从统筹规划发展城市养老服务设施、大力发展居家养老服务网络等方面明确了今后一段时期发展养老服务业的主要任务，提出完善投融资政策、完善土地供应政策等一系列帮扶措施
	2013.10	国发〔2013〕40号	《国务院关于促进健康服务业发展的若干意见》	从鼓励扩大供给、刺激消费需求两个维度，针对健康服务业发展面临的突出问题和主要任务，在保持现行政策连续性的基础上，提出了放宽市场准入、加强规划布局和用地保障、完善财税价格政策等具体措施，并首次提出了将社会资本举办的健康服务机构纳入财政资金补助范围，进一步加大了政府对健康服务领域的投入
	2015.03	国办发〔2015〕14号	《关于印发全国医疗卫生服务体系规划纲要（2015—2020年）的通知》	明确了合理确定全国2020年医疗卫生资源总量标准、科学布局公立医疗卫生机构等5个方面的具体任务，提出加强信息资源配置
	2016.07	民发〔2016〕107号	《民政事业发展第十三个五年规划》	从逐步建立养老服务分类发展、分类管理机制，形成基本养老服务与非基本养老服务互为补充、协同发展的新发展格局；完善兜底性养老服务；发展普惠性养老服务
	2016.11	国卫医发〔2016〕64号	《全国护理事业发展规划（2016—2020年）》	完善护理服务体系，加强护士队伍建设、加强护理信息化建设、加强交流合作。补齐护理短板弱项，推动中医护理发展，从而推动护理高质量发展
	2017.01	国发〔2016〕77号	《"十三五"卫生与健康规划》	从卫生与健康领域各项重点工作入手，提出了加强重大疾病防治、推动爱国卫生运动与健康促进等10项工作任务。以专栏形式提出了10类34个项目和5大工程。同时，加强卫生计生服务体系、人才队伍、人口健康信息化和医学科技创新体系建设，为卫生与健康工作提供支撑

续　表

政策维度	发布时间	发文字号	政策名称	重点内容
行业整合维度	2017.01	国发〔2016〕78号	《"十三五"深化医药卫生体制改革规划》	重视分级诊疗制度建设工作，在坚持居民自愿、基层首诊、政策引导、创新机制的基础上，以家庭医生签约服务和紧密型医联体建设为突破口，鼓励各地结合实际推行多种形式的分级诊疗模式，推动形成基层首诊、双向转诊、急慢分治、上下联动的就医新秩序
	2017.03	国发〔2017〕13号	《"十三五"国家老龄事业发展和养老体系建设规划》	指出我国老龄事业发展和养老服务体系建设取得一系列新成就，提出了"十四五"时期养老服务供给不断扩大，老年健康支撑体系更加健全等发展目标，并部署了包括织牢社会保障和兜底性养老服务网、扩大普惠性养老服务覆盖面等9个方面具体工作任务
	2019.11	无	《国家积极应对人口老龄化中长期战略规划》	主要部署了健全养老服务体系、完善老年人健康支撑体系、促进老年人社会参与、构建老年友好型社会、培育银发经济等方面的工作任务
	2022.02	国发〔2021〕35号	《"十四五"国家老龄事业发展和养老服务体系规划》	指出我国老龄事业发展和养老服务体系建设取得一系列新成就，提出了"十四五"时期，养老服务供给不断扩大，老年健康支撑体系更加健全等9个发展目标，部署了织牢社会保障和兜底性养老服务网、扩大普惠性养老服务覆盖面等9个方面具体工作任务
实践落地维度	2016.12	国办发〔2016〕91号	《关于全面放开养老服务市场提升养老服务质量的若干意见》	推进养老服务业发展，鼓励社会力量参与，提高养老服务质量，加强监管和扶持政策等
	2018.04	国办发〔2018〕26号	《国务院办公厅关于促进"互联网＋医疗健康"发展的意见》	认真学习宣传贯彻党的二十大精神，坚持习近平法治思想指导新时代新征程立法工作；突出立法重点，以高质量立法服务保障党和国家工作大局；健全完善立法体制机制，不断提高立法工作质量和效率；强化责任担当，切实抓好立法工作计划的执行
	2018.06	国卫医发〔2018〕20号	《关于印发促进护理服务业改革与发展指导意见的通知》	提出建立优质高效的护理服务体系，加强护理从业人员培养和队伍建设，创新护理模式，并加强护理学科和中医护理能力建设
	2018.08	国办发〔2018〕83号	《国务院办公厅关于印发深化医药卫生体制改革2018年下半年重点工作任务的通知》	提出加强公共卫生体系建设，深入实施健康中国行动，深化公立医院综合改革，深化医疗保障制度改革，健全药品供应保障体系，统筹推进相关重点改革
	2019.06	国卫办老龄发〔2019〕17号	《关于做好医养结合机构审批登记工作的通知》	是做好医养结合机构审批登记政策宣讲和指导，支持养老机构设立医疗机构，支持医疗机构设立养老机构，支持新建医养结合机构，加强事中事后监管

政策维度	发布时间	发文字号	政策名称	重点内容
实践落地维度	2019.10	国卫老龄发〔2019〕60号	《关于深入推进医养结合发展的若干意见》	立足医养结合发展实际，坚持问题导向，提出强化医疗卫生与养老服务衔接、推进"放管服"改革等5个方面15项政策措施
	2019.11	国卫老龄发〔2019〕61号	《关于建立完善老年健康服务体系的指导意见》	按照老年人健康特点和老年人健康服务需求，提出要构建包括健康教育、预防保健、疾病诊治、康复护理、长期照护、安宁疗护的综合连续、覆盖城乡的老年健康服务体系，围绕这7个环节，提出了工作任务和目标
	2019.12	国卫办医函〔2019〕855号	《关于印发老年医学科建设与管理指南》	要求综合医院老年医学科按照指南进行建设与管理，专科医院及其他医疗机构设置老年医学科的参照指南执行；对老年医学科的设置运行、人员配备、科室管理、质量监管等方面作出明确要求
	2019.12	国卫办老龄发〔2019〕24号	《医养结合机构服务指南（试行）》	明确对医养结合机构的基本要求，明确养老服务管理要求，明确医疗服务管理要求，明确医养服务衔接管理要求，明确运营管理要求，加强安全管理
	2020.05	全国老龄办发〔2020〕1号	《全国老龄办关于在常态化疫情防控中做好老年人照顾服务工作的通知》	充分认识在常态化疫情防控中做好老年人照顾服务工作的重要性，做好老年人健康服务，做好社区居家老年人照顾服务，做好入住机构老年人照顾服务，强化对老年人的兜底民生保障，加大对为老服务机构的扶持力度
	2021.04	国卫办老龄函〔2023〕190号	《关于开展老年人失能（失智）预防干预试点工作的通知》	分为总体要求、主要指标、重大行动和保障措施四大部分。旨在通过个人、社会和政府3个方面，加强健康干预和预防，提高人民健康水平
	2021.06	国卫老龄函〔2021〕129号	《关于学习贯彻中央政治局会议精神落实积极应对人口老龄化重大政策举措的通知》	听取"十四五"时期积极应对人口老龄化重大政策举措汇报，从国家战略的高度，对积极应对人口老龄化的总体要求和实施策略进行全面部署，就生育、退休、养老保障、养老服务、健康支撑、老龄产业、适老化转型升级等重点任务作出系统安排
	2021.06	国卫办医函〔2021〕311号	《关于实施进一步便利老年人就医举措的通知》	确定了设立老年人快速预检通道、推动老年人居家医疗服务、提供多渠道预约挂号服务等10项便利老年人就医的举措
	2021.11	无	《关于加强新时代老龄工作的意见》	将满足老年人需求与解决人口老龄化问题相结合，加快建立健全相关政策体系和制度框架，推动老龄事业高质量发展
	2023.03	无	《关于进一步完善医疗卫生服务体系的意见》	优化资源配置，加强人才队伍建设，推进能力现代化；加强分工合作，促进分级诊疗，推进体系整合化等4个方面提出完善医疗卫生服务体系，并提出相应保障措施

续　表

政策维度	发布时间	发文字号	政策名称	重点内容
实践落地维度	2023.05	无	《关于推进基本养老服务体系建设的意见》	从制定落实基本养老服务清单、建立精准服务主动响应机制、完善基本养老服务保障机制等5个方面推进养老服务建设,并提出相应保障措施
	2023.11	国卫办老龄发〔2023〕18号	《关于印发居家和社区医养结合服务指南(试行)的通知》	明确居家和社区医养结合服务含义,针对机构资质、设施设备和服务人员资质2个方面内容作出明确规定,明确健康教育、健康管理服务等8项服务的具体内容,并提出9项要求
	2022.04	国卫老龄发〔2022〕14号	《国家卫生健康委关于印发医养结合示范项目工作方案的通知》	国家卫生健康委牵头组织开展医养结合示范项目创建工作,明确创建目标、创建范围、创建标准和工作流程
标杆创建维度	2016.06	国卫办家庭函〔2016〕644号	《关于确定第一批国家级医养结合试点单位的通知》	确定北京市东城区等50个市(区)作为第一批国家级医养结合试点单位
	2016.09	国卫办家庭函〔2016〕1004号	《关于确定第二批国家级医养结合试点单位的通知》	北京市朝阳区等40个市(区)作为第二批国家级医养结合试点单位
	2020.12	国卫老龄发〔2020〕23号	《关于开展示范性全国老年友好型社区创建工作的通知》	从改善老年人的居住环境、方便老年人的日常出行、提升为老年人服务的质量、扩大老年人的社会参与、丰富老年人的精神文化生活和提高为老服务的科技化水平6个方面创建全国示范性城乡老年友好型社区
	2023.03	国卫办老龄发〔2023〕3号	《关于推广医养结合试点工作典型经验的通知》	从强化组织领导,推动政策协同;健全投入机制,加强服务保障;探索多元模式,增加服务供给;加强引才育才,壮大服务队伍4个方面对试点工作典型经验进行了总结

思考题

1. 我国医养结合政策体系主要包含哪几类,分别有什么重要文件?
2. 请简述我国医养结合政策的发展脉络。
3. 请简单说明我国医养结合政策划分为哪几个维度,并分别列举2个重要的政策文件。

参考文献

[1] 黄洪山,覃江武. 浅议我国行政主体范围的重新界定 [J]. 成都理工大学学(社会科学版),2008,16(1):36-39,47.
[2] 黄佳豪,孟昉. "医养结合"养老模式的必要性、困境与对策 [J]. 中国卫生政策研究,2014.

第三章

医养结合服务体系

党的十九届五中全会提出实施积极应对人口老龄化国家战略，这是践行以人民为中心的发展思想的内在要求和重要体现。在"十四五"时期老龄化问题日趋严重的背景下，需要把握积极应对人口老龄化的战略机会窗口期，着力培育老龄化社会经济发展新动能。健康老龄化是应对人口老龄化成本最低、效益最好的手段和途径，目标是维护老年人的内在能力，改善老年人的外部环境，延长老年人的健康预期寿命。国家卫健委印发了建立完善老年健康服务体系的政策文件，明确建立完善健康教育、预防保健、疾病诊治、康复护理、长期照护、安宁疗护"六位一体"综合连续、覆盖城乡的老年健康服务体系，是当前我国推进健康老龄化的重要举措。

第一节　医养结合医疗服务

一、医养结合医疗服务

为了更好地为老龄事业提供服务，满足人民群众日益增长的医养结合服务需求，我国逐渐形成了包含健康教育、预防保健、疾病诊治、康复护理、长期照护、安宁疗护"六位一体"的老年健康服务体系（图3-1）。其中，医疗服务是老年健康服务体系的重要组成部分，主要包括定期巡诊、老年人常见病多发病诊疗、急诊救护、危重症转诊等服务内容。

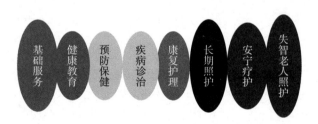

图3-1　医养结合服务

（一）医养结合医疗服务内容

1. 常见病、多发病诊疗服务　为老年人提供常见病、多发病的诊疗服务。在诊疗前要详细询问老年人的病史、查看健康档案和老年人能力评估结论，并进行仔细的身体检查。在诊疗过程中，要进行必要的体检和辅助检查，评估老年人病情、过敏史、用药史、不良反应史。给药前应当核对处方和药品，按照卫生健康行政部门的相关规定协助老年人用药，以免误服、漏服。有条件者可开展远程医疗服务，以辅助诊断与治疗。参考已发布的临床路径和有关诊疗指南为老年人提供常见病、多发病诊疗服务。

2. 家庭病床服务　为符合条件的居家老年人和医养结合机构入住老年人提供家庭病床服务。服务对象应是行动不便、诊断明确、病情稳定、适合在家庭或医养结合机构进行检查、治疗和护理的老年患者。服务项目应为在家庭或医养结合机构条件下医疗安全能得到保障、治疗效果较为确切、消毒隔离能达到要求、医疗器械便于携带、非创伤性、不容易失血和不容易引起严重过敏的项目。

3. 居家医疗服务　有条件的医疗卫生机构应按照《关于加强老年人居家医疗服务工作的通知》的有关要求，为有需求的老年人提供诊疗、康复护理、安宁疗护等上门服务。原则上，以需求量大、医疗风险低、适宜居家操作实施的服务项目为宜。

4. 医疗巡诊服务　根据老年人健康需求，安排医师定期到老年人居住的房间巡诊并做好记录。医师在巡诊过程中应当记录老年人血压、心率等生命体征及精神状况，及时发现老年人的身体变化。在巡诊过程中，可为有需要的老年人提供健康指导服务。为老年人进行常见病、多发病诊疗时，应详细询问老年人的病史，进行适当的评估服务、必要的体格检查和辅助检查。给药前应当核对处方和药品，按照卫生健康行政部门的相关规定协助老年人用药，以免误服、漏服。另外，可参考已发布的临床路径和有关诊疗指南为老年人提供常见病、多发病诊疗服务。

5. 转诊服务　对于居家或社区养老的有需求并符合转诊条件的疑难病、危急重症老年患者，巡诊的医疗卫生机构应积极响应及时将其转诊至综合医院或专科医院。对于经治疗出院在居家或社区养老的仍需要慢性病治疗、康复、护理的老年患者，负责辖区巡诊的医疗卫生机构可根据病情和医疗机构医嘱按规定开具处方，并提供必要的家庭病床、随访、病例管理、康复、护理等服务。医养结合机构可与周边综合医院、中医医院建立签约合作关系，开设转诊绿色通道，明确服务流程，确保实现及时有效转诊。医养结合机构若在诊疗过程中遇到无法解决的技术问题，或患者的病情超出了医养结合机构的专业范围或医疗水平，在征求监护人同意后，为患者提供及时、有效的转诊服务。可安排专门的医护人员或熟悉患者情况的老年健康照护人员跟随转诊或与转诊医院对接，及时了解患者病情。

6. 急诊救护服务　应为老年人提供急诊救护服务，有条件的医院安排医护人员24小时值班，及时提供急诊救护服务。针对无能力处理的急危重症疾病，遵循就近转诊原则，立即呼叫120或电话通知上级医院派救护车接老年人进一步救治，并通知其家属。在救护车到达之前，现场医护人员可根据老年人病情进行必要的处理措施，如心肺复苏、清理呼吸道和面罩给氧等。

7. 危重症转诊服务　为老年人提供医疗服务的医院可与周边综合医院、中医医院建立签约合作关系，开设转诊绿色通道，明确服务流程，确保实现及时有效转诊。若在诊疗过程中遇到无法解决的技术问题，或患者的病情超出了本院的专业范围或医疗水平，应当征求家属同意后，为患者提供及时有效的转诊服务。可安排专门的医护人员或熟悉患者情况的老年健康照护人员跟随转诊或与转诊医院对接，及时了解患者病情。

8. 中医药诊疗服务　充分利用中医药技术方法，为老年人提供常见病、多发病、慢性病的中医诊疗服务。为老年人提供中医健康状态辨识与评估、咨询指导、健康管理等服务，使用按摩、刮痧、拔罐、艾灸、熏洗等中医适宜技术及以中医理论为指导的个性化起居养生、膳食调养、情志调养、传统体育运动等进行健康干预。为老年人提供具有中医特色的康复服务，并和现代康复技术相融合。医院内提供的中药煎煮服务应符合《医疗机构中药煎药室管理规范》要求。

9. 辅助服务　辅助服务内容包括但不限于观察老年人日常生活情况变化、协助或指导老年人使用辅助器具、化验标本的收集送检、陪同老年人就医并协助老年人完成医疗护理辅助工作等。老年健康照护人员若发现老年人日常生活情况变化，应当及时通知医护人员。老年健康照护人员应当遵医嘱协助完成化验标本的收集与送检，及时取出检验结果报告并递交给医护人员。陪同就医过程中应当注意老年人安全，并及时向监护人反馈就诊情况。就医完成后及时将用药剂量、方式、频率等医嘱内容告知老年人或监护人，并与其他老年健康照护人员完成工作交接。

二、医养健康管理

（一）健康管理学

1. 概念界定　健康管理学是一门新兴的跨学科、跨专业的综合性、应用性学科，是公共事业管理专业的必修课、核心课程。通过课程学习，使学生树立健康管理理念，掌握健康管理学的基本知识、方法和技能，全面了解健康管理的产业应用，将健康管理学的基础知识技能与健康管理实践新进展有机地结合起来，为学生从事健康管理相关工作打下坚实基础。

2. 专业开设现状　随着全球老年人口比例的不断上升，社会对于提供高质量、智能化、人性化的养老服务的需求也日益迫切，传统的养老服务模式难以满足多样化的老年人的心理需求，为了适应养老服务的快速发展和转型，我国逐渐形成了较为完善的健康管理学科体系。目前全国共138所高校开设健康服务与管理本科专业，2016年教育部批准浙江中医药大学、滨州医学院、山东体育学院、广东药学院、成都医学院5所高校首批开设健康服务与管理本科专业。2017年教育部批准宁夏理工学院、辽宁中医药大学杏林学院、大连医科大学中山学院等21所高校开设健康服务与管理本科专业。2018年教育部批准东北大学、天津中医药大学、北京中医药大学东方学院等35所高校开设健康服务与管理本科专业。2019年教育部批准内蒙古医科大学、长春中医药大学、佳木斯大学等25所高校开设健康服务与管理专业。2020年教育部批准陇东学院、中国药科大学、北京第二外国语学院中瑞酒店管理学院等23所高校开设健康服务与管理本科专业。2021年教育部批准河北医科大学、山西应用科技学院、中国医科大学等15所高校开设健康服务与管理本科专业。2022年教育部批准北京语言大学、鞍山师范学院、沈阳城市学院等13所高校开设健康服务与管理本科专业。2023年教育部批准衡水学院、沈阳医学院、辽宁何氏医学院等11所高校开设健康服务与管理本科专业。

3. 人才培养目标　培养满足社会多样化需求的、适应健康模式转变以及大健康产业发展需要，德、智、体、美全面发展，具有良好的职业道德、职业技能和协调沟通能力以及创新精神，具备医学、管理学、信息学的理论基础，掌握健康管理与服务的知识和技能，能够在医疗卫生机构、健康服务企业、健康产业公司、健康保险公司、卫生行政机构等相关企事业单位从事健康服务与管理工作的高素质应用型人才。

4. 人才培养模式 非医学院校多采用理论和结合实践的课堂模式，包括通识课、选修课、实践环节及校内课程，以及职业资格证书、科研项目、社会调研等模式，部分院校实施"大一暑期社会实践""大二暑期临床见习""大三暑期专业见习""大四毕业实习"的实践教育模式。医学院校医学相关课程更加详细且专业。高职院校健康服务方向主要培养具备医学知识的服务型技术人才，要求具有良好的沟通能力和人际协调能力，主要为健康管理师、医生助理和健康产品营销员。在公共必修课上，注重培养学生的健康管理知识、创新创业技能和人际交往技能，如大学生健康管理、健康人文课程、创新创业课程等，目的是培养学生的创新创业能力以及良好的人文素养。

（二）医养健康管理学

1. 概念界定 医养健康管理学是主要研究老龄社会的医养健康问题，并从健康管理角度提出解决问题的策略和办法。通过研究老龄社会因素与老年个体及群体健康和疾病之间相互作用及其规律、研究老龄社会卫生状况及其变动规律，为制定和建设老龄社会卫生策略和医养健康服务制度，建设医养健康管理体系，提供及时、有效、适宜的医养健康服务，改善老龄社会卫生状况和老年人健康水平，在有限的医疗卫生资源条件下创造出最大的老龄健康效率和经济社会效益提供科学支撑（图3-2）。

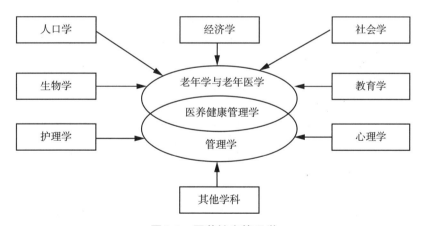

图3-2 医养健康管理学

2. 重要意义 随着我国老龄化程度不断加深，医养健康管理的需求和重要性日益凸显。老年人的心、脑、肾等各个脏器生理功能减退，代谢功能紊乱，免疫力低下，易患高血压、糖尿病、冠心病及肿瘤等各种疾病。这些疾病致残率及病死率极高，开展医养健康管理服务能早期发现疾病，早期开展治疗，可以预防疾病的发生发展，减少并发症，降低致残率及病死率。帮助老年人尽早发现健康风险因素，早期发现疾病并进行针对性治疗，以有效控制病情进展，监测治疗效果，降低疾病危害。

3. 人才培养目标 医养健康管理学专业系统培养具有积极老龄观、健康老龄化新时代医养健康管理理念，熟悉社会保障体系、养老服务体系、健康支撑体系，掌握扎实的医养健康管理基础理论知识和基本技能，具有一定的医学基础理论、知识和技能，具备公共意识、公共精神、公共责任，具有创新精神、创业意识和创新创业能力，适应医养健康事业和产业发展需要，能够运用本学科的基础理论、专门知识、方法和专业技能，在党政机关、企事业单位、社会团体包括但不限于卫生健康行政部门、社区、高校、研究机构、医养结合机构、老年健康机构、老年福利机构等公共部门从事管理或服务工作相关领域的高素质、复合型、应用型的高级专业人才。

（三）医养健康管理的主要内容

1. 健康教育 健康教育服务的内容包括但不限于合理膳食、控制体重、适当运动、心理平衡、改善睡眠、戒烟限酒、科学就医、合理用药等健康生活方式及可干预危险因素的健康教育。医养结合机构应当开展健康教育和健康知识普及服务。可制作和发放健康教育宣传资料，如健康教育折页、健康教育处方和健康手册等。在老年人公共活动区域设置健康教育宣传栏，并根据季节变化、疾病流行情况、老年人需求等及时更新。定期或不定期举办老年人健康知识讲座及增进健康座谈会和经验交流会，引导老年人学习健康知识，掌握疾病预防的措施及必要的健康技能。

2. 健康管理 一是建立健康档案。入住医养机构的老年人应全部建立健康档案，已有健康档案的老年人，可组织办理好转移接续手续，不必重复建立。有条件的机构可建立电子健康档案。健康档案应按照《国家基本公共卫生服务规范》（第三版）要求建立，可根据各机构不同条件适当增加内容，保证内容准确、信息完整，并及时更新健康档案内容。工作人员应建立老年人就诊、会诊、转诊等接受医疗服务的记录，并放入健康档案中。健康档案应当随着老年人身体健康状况变化及时更新。二是提供体检服务。医养结合机构可每年自行提供或安排其他医疗机构提供至少1次老年人体检服务，并根据老年人需求，提供个性化体检服务。体检结果应当及时反馈老年人及其家属，并将结果与医护人员、老年健康照护人员沟通，以便为老年人提供合适的服务。针对老年人的健康状况以及老年人的个性化需求提供养生保健、疾病预防、营养、心理健康等健康服务。三是推动医疗卫生服务延伸至社区家庭。促进养老服务与医疗卫生服务真正结合，形成完善的医养结合服务，促进将医养结合服务纳入基本公共卫生服务项目。医养结合机构应为老年人建立健康档案，为65岁以上的老年人提供健康服务管理，每年进行一次健康体检，保证65岁以上老年人的健康管理率达到70%以上。

3. 预防保健 一是定期开展心脑血管病及危险因素管理。建议每月进行一次血压、血糖监测，根据监测得出的结果，由社区医生给予药物治疗和生活方式建议等。每月进行一次组织健康教育讲座，围绕心脑血管病的相关的知识和技能进行讲解。指导老年人对心脑血管疾病进行预防。二是加强运动锻炼。指导老年人定期进行八段锦运动，放松训练、抗阻（暴发力）训练等。以帮助老年人维持肌肉关节性能，提高日常生活质量。三是指导老年人形成健康的膳食模式。为老年人提供合理膳食基本知识，防止因饮食不当造成各类疾病。四是强化体重管理。帮助老年人控制能量摄入，避免体重过轻和超重、肥胖，给予老年人体重管理的相关建议，提高运动水平。对于体重过轻者，提供采取有效措施增加能量摄入，帮助老年人识别并治疗抑郁，通过调味品和餐前体力活动等促进食欲，建议摄入高能量蛋白质营养补充剂、治疗牙齿等，进而提高老年人生命质量。

（四）医养健康管理技术规范

按照国家基本公共卫生服务规范，根据老年人健康状况提供老年人健康管理、高血压患者健康管理、2型糖尿病患者健康管理、中医药健康管理等服务。

1. 高血压患者的健康管理服务规范　对第一次发现收缩压≥130mmHg和/或舒张压≥80mmHg的居民在去除可能引起血压升高的因素后预约其复查，非同日3次测量血压均高于正常，可初步诊断为高血压。建议转诊到有条件的上级医院确诊并取得治疗方案，2周内随访转诊结果，对已确诊的原发性高血压患者纳入高血压患者健康管理。对可疑继发性高血压患者，及时转诊。之后需进行随访评估、分类干预和健康体检。

2. 糖尿病患者健康管理服务规范　测量空腹血糖和血压，并评估是否存在危急情况，如出现血糖≥16.7mmol/L或血糖≤3.9mmol/L；收缩压≥180mmHg和/或舒张压≥110mmHg；意识或行为改变、呼气有烂苹果样丙酮味、心悸、出汗、食欲减退、恶心、呕吐、多饮、多尿、腹痛、有深大呼吸、皮肤潮红；持续性心动过速（心率超过100次/分钟）；体温超过39℃或有其他的突发异常情况，如视力突然骤降、妊娠期及哺乳期血糖高于正常值等危险情况之一，或存在不能处理的其他疾病时，须在处理后紧急转诊。对于紧急转诊者，乡镇卫生院、村卫生室、社区卫生服务中心（站）应在2周内主动随访转诊情况。之后进行分类干预和定期健康体检等工作。

3. 高脂血症患者健康管理服务规范　血脂异常通常指血清中胆固醇和/或TG水平升高，俗称高脂血症。实际上血脂异常也泛指包括低HDL-C血症在内的各种血脂异常。在未服用调脂药物情况下，血清总胆固醇（total cholesterol，TC）、低密度脂蛋白胆固醇（low density lipoprotein cholesterol，LDL-C）或甘油三酯（triglyceride，TG）升高的患者，即符合下列一项或以上者：TC≥6.2mmol/L；LDL-C≥3.4mmol/L；TG≥2.3mmol/L。根据不同心血管病危险分层的LDL-C控制目标，判断血脂异常患者的达标情况，对患者实施分级管理。LDL-C未达标的患者纳入强化管理，LDL-C达标伴或不伴其他类型血脂异常患者纳入常规管理。每年对患者进行1次管理效果评估，根据评估结果重新判定分级管理级别。

4. 中医药健康管理服务规范　每年为65岁及以上老年人提供1次中医药健康管理服务，内容包括中医体质辨识和中医药保健指导。按照老年人中医药健康管理服务记录表前33项问题采集信息，根据体质判定标准进行体质辨识，并将辨识结果告知服务对象。根据不同体质从情志调摄、饮食调养、起居调摄、运动保健、穴位保健等方面进行相应的中医药保健指导。

第二节 医养照护服务

一、医养照护服务概述

（一）概念

1. 照护 照护（care）原意有对病患或弱者的关怀、援助、助力、支持、悲悯等意思，相对于疾病急性期的护理（nursing），照护更具有于疾病维持期对人各种能力恢复的照料和支持以及互助等含义。照护将临床护士的基础护理和一部分非治疗性的护理、康复等服务从医疗服务中剥离出来，以照顾日常生活起居为基础，为独立生活有困难者在日常生活中提供衣食住行等方面的帮助，同时也包括医疗、看护、康复训练等方面的援助。基本内涵是自理生活的支援、正常生活的实现、尊严及基本人权的尊重。目标不是为了治愈，而是为了延缓病情发展，并尽可能地维持生理功能和精神健康。

2. 医养照护 医养照护是研究、处理老年人对现存的和潜在的健康问题的反应的专业和学科，从生理、心理、社会文化等方面对老年人健康进行评估，针对老年人现存的和潜在的健康问题进行照护。医养照护与老年护理、老年医学、社会科学及自然科学相互渗透，研究的是老年人这一特殊群体，是适应老龄化社会，适应健康观念转变而诞生的一门新专业、新学科。主要为衰老和疾病导致的心理、生理和社会功能障碍引起的生活自理能力不全提供心理呵护、慢性病康复、生活照料和社会服务，以满足失能或部分失能老年人对健康保健和日常生活的需求。医养照护目的在于提高由于病理性衰老或由于正常衰老的老年人的生活质量和生命质量，它也是预防新的疾病发生的重要措施。任务是延缓老年人群因老而衰，尽量使老年人以自理的状态，保持其人性的尊严，走向人生的终点，是医养照护的最高目标和根本任务。

（二）服务对象

医养照护服务重点针对日常生活自理能力缺乏的失能、半失能或失智、半失智老人，侧重康复护理、基本医疗照护服务以及临终关怀等专业性照护服务，是介于一般的老年生活照料与直接的医疗护理服务之间的一种服务模式。目标是使需要照护的老年人在享受日常生活照料的基础上，接受更专业的医疗照护服务。

1. 衰弱老人 根据"德国老龄调查"的统计数据，如果将一个人完全健康状态记为100分的话，那么到65岁就降为约82分，75岁降为70分，85岁则仅为50分。老年人机体衰老主要是各组织、器官、系统功能的随龄退化，主要表现为代偿、储备功能减退。如遇疾病、意外伤害或外环境剧烈变化，易因代偿能力和耐受力差而危及生命；内环境稳定能力减退、免疫功能减退、易患感染性疾病及肿瘤、对组织损伤修复能力减退；生活质量下降，慢病高发、多病共存。老年人的脑功能衰老，表现为记忆力减退，精神易兴奋和易疲劳，联想与回忆增多，思维内容杂乱无意义，感到苦恼；注意力不集中，易受无关因素的干扰；对外界的声光等刺激反应敏感，情绪易激动。精神疲劳是脑功能衰弱的主要表现，有时还伴有躯体疲劳。自我评价降低，沮丧和情绪低落，抑郁倾向。

2. 失能老人　造成老年人照护依赖的主要原因是慢性病或与年龄相关的损伤导致的功能缺失。2001年世界卫生组织在"国际功能、残疾和健康分类"中（international classification of functioning，disability and health，ICF）将"失能"（disability）定义为功能受损、活动能力下降及社会参与能力受限，表示个体在某种健康条件下与所处的环境因素、个人因素和情景性因素相互作用产生的不良结果。目前我国患有慢性病的老年人超过1.9亿，失能和部分失能老年人约4000万。预计到2025年，部分失能和完全失能老年人将达到5500万人。

3. 失智老人　失智症是一种以记忆和其他多种认知功能损害为核心症状的一系列障碍，生活能力、人际交往下降，还可能会出现精神症状、行为紊乱和人格改变。主要发生在65岁及以上老年人，常见原因为神经退行性病变，如阿尔茨海默病、路易体痴呆、额颞叶痴呆等，有的是因为脑血管病变，比如血管性痴呆，还有的是因脑外伤、肿瘤、感染、营养代谢及内分泌疾病引起。失智症呈慢性进行性病程，以阿尔茨海默病为例，总病程一般2～12年，通常可以将病程大致分为早中晚三期，各期之间存在重叠和交叉。失智照护需求既包括精神和行为问题照护，也包括中后期日常生活为主的照护。65岁后年龄每增加5岁，失智症的发生率便会增加1倍。目前全世界失智症人数超过3500万，我国约占全球的四分之一。预计到2050年，我国失智症老人将突破2000万。

二、医养照护分类

（一）非正式照护

家庭照护是非正式照护的主要模式，指老年人居住在家庭中，主要由具有血缘关系的家庭成员对老人提供赡养服务的照护模式。欧美等西方发达国家因较好的社会保障体系和独立意识，家庭照护的应用并不广泛，在法律层面也没有关于子女对老人负有赡养的责任和义务的具体相关规定。而以东方文化为底蕴的中国、日本、新加坡等国家，家庭照护占主体地位。中国传统文化历来提倡孝道，失能老人的长期照护一般由家庭成员来承担且父母对子代的制约力较大，直系亲属得以维系并占较大比例，一旦过程中出现风险，所有有关于长期照护所产生的以及其衍生的费用都将由家庭承担，社会化的照护所占比例极小。随着"四二一"家庭，甚至是"八四二一"家庭的出现，中国的家庭照护的功能不断减弱，传统的养老观念已经无法支撑中国当前的养老体系、满足老年人的养老需求。

（二）正式照护

1. 社区居家照护　老人居住在家中，由社会来提供照护服务的一种养老方式。它与家庭照护不同，社区体系服务照护是以社区服务为主体，围绕其建立的社会化照护服务体系，而家庭照护服务的提供主体是家庭成员。欧美等发达国家接受居家照护服务的老年人的比例在80%左右。社区照护依托就近的养老服务、医养服务机构、社区卫生服务机构，通过家庭适老化改造、信息化管理、专业化服务等方式，将专业的照护服务送到老年人的床边。既包括上门服务，也包括社区日间照护服务，提升居家生活的失能、重残老年人的专业照料服务水平和生活质量。还可提供"喘息式"服务，当家人有事脱不开身，譬如要外出公差或旅游时，可以将老人短期托付给服务机构。

社区居家照护存在的问题，一是工作人员专业化程度不高，具有医学或护理学专业知识背景的高层次护养人员奇缺，一些社区仅能配备一名专职医生，这显然不利于保证老龄人日常保健目标的实现。二是所提供的服务内容有限，目前仅能实现简单的家政服务和情感的沟通。三是资金问题，过于依赖社会力量和慈善捐助，自身缺乏应有的积累。四是服务对象的覆盖面不广，很多有需求的老人得不到相应的服务，只有符合了一定标准的老人（如困难老人、空巢老人等）才能成为居家养老院的成员，享受相应的服务。由于资金和人员的限制，普通老人并未纳入服务目标人群中。

2. 机构照护　机构照护是将老人集中在专门的机构中照护的模式，主要包括老年公寓、团体之家、日间照料中心、护理院、福利院、敬老院、养老院、医养结合机构、临终关怀机构等。西方发达国家有5%～15%的老年人采用机构照护，其中北欧大约为5%～12%，英国大约为10%，美国大约为20%。据新京报报道中国只有3%的老人在机构养老。机构照护的优点在于因集中管理，能使老年人获得更专业化的照护和医疗护理服务，人性化的居住生活环境，并与同龄人群集聚。缺点在于探望不便、自由度低、有孤独感，而且成本较高、对儿女的经济负担相对重，与老年人的传统观念有悖。

3. 优先原则与整合照护　20世纪90年代后，原址安老（Aging in Place）成为国际共识，其内涵是"在社会服务和社区服务支持下的居家养老"，尽可能地让老人在习惯居住的家庭和社区中度过晚年，尽量不离开自己熟悉的社会和人文环境。德国长期照护服务体系遵从"两个优先"原则：家庭照护和社区照护优先于住院照护，预防和康复优先。日本鼓励居家进行预防性和恢复性护理，减少对医疗资源和护理资源的占用；通过实物给付使得更多失能老人有机会接受正规的护理服务，使资源得到有效利用，极大地减少了纠纷。中国台湾地区在2007年3月推动"长期护理10年计划"，基本目的之一是"属地老年化"，即希望老年人留在自己熟悉的环境中接受护理，而无须入住机构。因此政府优先发展居家和社区服务，并提供补助。当老人自理能力日渐衰退丧失，多数时间甚至24小时都需要陪护照料时，更适合由规模化经营的老年服务机构提供更专业、更安全的照护服务。

三、中期照护

（一）中期照护概念

英国老年医学会（The British Geriatrics Society）对中期照护的定义为，中期照护是一种健康照护模式，旨在帮助患者从疾病期过渡至恢复期，预防原本可在家中照顾的慢性病患者转变为需要住院，或是协助终末期患者在生命的最后阶段维持尽可能舒适的状态。中期照护是多种服务的组合，旨在协助患者由医院平安返家，从医疗自主到功能自主。照护的主要目标不一定是医疗，但患者必须是具有出院可能性且照护结果是有可能进步的。中期照护服务无须动用大型综合医院的资源，但可能超越传统基层医生的工作范围，其内容包括"替代性治疗"和"满足患者的多重需要"。英国老年医学会还指出，中期照护的目标是给经过认真筛选的患者提供一种非住院的治疗方式，并为准备出院的患者提供支持。两个目标都需要对患者进行进一步评估及康复治疗。

中期照护应满足以下条件：服务对象主要针对那些可能面对不必要延长住院时间或是不应当急性入院、长期住院的患者；服务应以全面的评估为基础，并根据评估结果制定个体化的治疗及康复方案；服务应最大限度地提高患者自主生活的能力；服务具有时间限制，一般不超过6周，通常控制在一至两周；服务需要多专业协作，照护涵盖跨领域的专业治疗，且有独特的评估系统、专业病历记录及可共享的照护标准。

（二）中期照护的定位

由于老年人在身体及疾病上的特殊性，急性疾病缓解后其身心功能经常不足以立即返家，往往需要一段时间恢复。对于急性患病期间因为疾病本身或是卧床所产生的身体功能退化，需要针对老年患者身体功能与认知功能的恢复、营养状况的调整、心理支持等方面建立一个整合性的医疗健康照护服务体系，通过整合性服务来协助其"独立生活"，这就是目前需要建立的中期照护体系。中期照护单位的设立可以补足急性医疗与长期照护之间的不足，这也是我们现有医疗体系较为欠缺的一部分。许多发达国家和地区如：英国、美国、澳大利亚、挪威、加拿大、新加坡、中国香港、中国台湾均已建立和完善中期照护的相关制度和具体实施方案。研究显示，有效的老年中期照护医疗，不但可以减少住院老年患者功能的退化及医疗资源的浪费，也可避免多余的医疗护理机构闲置，提高患者满意度，改善老年患者生活品质甚至，降低病死率。

中期照护必须有明确的功能定位，即急性后期照护或亚急性照护，以及完善的老年综合评估手段，患者需具备躯体功能康复的潜能，医院能提供明确的服务时间（避免与长期照护混淆），并有不同单位（医院、基层、公卫、社会福利）的专业人士共同参与。亚急性照护提供服务的场所是以技术性护理的照护机构作为载体，这些亚急性的照护中心的主要任务是完成在医院中未完成的医疗照护，其目的在于缩短在医院中的住院日，并持续提供在急性期尚未完成的医疗照护。美国和英国以前所施行的亚急性照护，方法有差异但目的相同。其都是为了积极且全方位地整合急性医院、社区医院、基层医疗、社区公共卫生与社会福利的资源，不仅可以使急性医院病床的压力减轻，还可以使对老人的照护更加专业，达到疾病康复和功能恢复的效果。

中期照护的服务对象主要是亚急性或急性后期有康复潜能的患者，不必长期入住急性期医院或是有可能转变成不需入住长期护理机构。老年综合评估是服务内容的基础，并根据评估结果制定个性化的康复治疗方案。服务目标是尽最大努力提升老年患者的独立生活能力，使患者回归家庭与社会。服务具有时期性，一般为2～6周。服务内容具有跨专业、跨领域的特征，其包含多个学科和多种专业，应设立多学科综合管理团队。服务形式包括住院康复治疗、日间康复治疗、康复护理等。主要服务者是康复医师、康复治疗师。关键技术：老年康复技术、老年综合评估技术、老年病多学科整合管理技术、老年综合征风险评估及干预技术。

（三）中期照护的目标

中期照护的两大主要目标是促进自主（promotion of independence）与预防不必要住院（prevention of unnecessary hospital admission），并且提供崭新且完整的服务构架，包括医院、社区医院、照护机构与社区式照护来实现目标。加拿大学者Rockwood提到老年医学应关注老年衰弱（frailty）的预防和处置。通过全面老年评估（comprehensive geriatric assessment，CGA）筛选有高衰弱风险因素的老年患者，对这些患者进行各种训练与护理以降低老年死亡率，改善生活质量等。日本京都大学人类健康科学研究所荒井秀典教授研究提出急性医疗之后的出院准备，应考虑功能状态以制定适合的后续治疗计划书，以完整的中期照护医疗来延续照护，然后再根据需求接续家庭或机构的长期照护。挪威学者研究提示：中期照护医院可有效缩短住院天数，减少再住院和死亡风险，中期照护医疗机构与亚急性医疗机构的水平是相当的。另一项来自挪威的研究提出，早期开展中期照护可以减少患者入住护理院人数，并能减少患者的家庭护理需求。中国台湾地区学者也提出中期照护可以恢复高龄病患急性病后最佳的身体功能，减少不必要的再入院或入住长期照护机构人数。中期照护的对象应该为急性医疗后病情稳定并具有功能恢复及康复潜能的高龄病患。院内建立慢性病个案管理咨询系统，结合CGA筛选适合的中期照护病患，并辅导转接给具有中期照护资质的机构。

（四）中期照护发展现状

中国台湾地区自2005年起积极推行中期照护服务模式，将老年中期照护定义为一个医疗健康照护服务模式。其服务内容包括针对老年患者急性病后进行综合评估，特别围绕功能性评估，根据评估结果制定个体化的治疗，给予整合式功能恢复的医护服务。中期照护对象主要针对老年患者，因急性病打击而出现生活自主功能减退，但具有康复潜能。如果不具有康复潜能的患者则归为长期照护患者。中期照护服务应有时间限制，一般为4周，个案可视病情适当延长至8～12周，如12周后依旧无法达到预期目标，则需转入长期照护服务。中期照护服务涵盖各治疗专业。急性病可为单一病历记载，单一评估机制，但急性病后，需要各专业整合跨专业医疗团队参与中期照护服务。

部分医院试行医联体下社区卫生服务中心中期照护，下转患者在社区卫生服务中心骨科联合病房试行中期照护，包括骨科、康复、药学、护理等科室进行多学科指导，社区卫生服务中心工作人员具体实施。根据试行效果看，在医联体下实行中期照护，可以减少大型医院患者压床的现象，还能让更多老年患者避免重复入院，就近诊疗。同时，社区卫生服务中心的业务能力和收入也能同步提升，真正实现多方受益。在操作层面上制定中期照护这一创新技术的评估方式、进入和排除标准、照护内容、成效评价等标准化指标，对关键技术老年综合评估技术和康复技术进行完善，扎实推进技术指标体系建设和配套信息化平台建设，以探索解决社区养老服务中的医疗健康服务供给瓶颈，提升老龄人口的生活质量，形成覆盖老年全生命周期的连续性医疗服务体系。

四、长期照护

（一）长期照护概念

世界卫生组织（WHO）将长期照护定义为由正规照护服务提供者（卫生服务机构、社会及其他专业人士）和非正规照护服务提供者（家属、朋友或邻居）提供的照护服务，使不具备完全自我照料能力的人的生活质量得到保证并得以持续，以及最大程度地使其个人独立、自主、参与、满足和保证其人格尊严。这与传统意义上的照护、看护有很大的差异，与被动照护不同，而是要在照护中充分调动被照护者自身的积极因素，尽可能使之有自主感、参与感、满足感和人格尊严，得到较高生活质量。从时间上看，照护对象已基本没有恢复自理的能力，一些国家规定失能超过6个月依然不能自理者，可申请长期照护。

美国医疗保险协会（Health Insurance Association of America）认为长期照护是指在一个较长的时期内持续地为患有慢性疾病，如早老性痴呆等认知障碍或处于伤残状态下即功能性损伤的人提供的照护。这种照护包括医疗服务、社会服务、居家服务、运送服务或其他支持性的服务。这些服务可以由受过专业培训并持有执照的专业正规医护人员提供，也可由不需付钱的家庭成员或朋友等非正规照护人员提供，这种照护方法可以在社区或专业机构中提供，也可以在家中提供。长期照护与传统健康照护有明显的区别，长期照护的主要目的是对慢性疾病或者丧失日常生活的能力进行恢复和维系并使不利减至最小化，而传统健康照护主要目的是治愈疾病或保全生命。

我国学者认为长期照护服务不仅包括日常生活照料，而且包括医疗保健，在对老年人的护理服务过程中还要注重其心理和精神慰藉。目前经济保障仍是我国养老保障的主要部分，虽然服务保障仍处在起步阶段，但是精神保障或心理慰藉随着社会的进步和国民生活水平的提高会越来越受到重视。

（二）长期照护特点

长期照护服务大多数是由家庭所提供，一般老年人大多在其所生活的家庭中获取自己生活所需，当一个家庭成员有长期照护需求时都是由家人提供照护。长期照护是所有的年龄群可能需求的。虽然老年人是长期照护的主要服务对象，尤其是80岁以上的人口群体，实际上各种年龄层的人都是长期照护的服务对象，无论是壮年还是婴幼儿，只要是身心功能异常者，均可能成为需要长期照护的对象。长期照护服务以生活照顾为主、医疗照护为辅。目前接受长期照护的人群，以老年人居多，老年人通常患有心脑血管、骨骼系统、精神系统等慢性疾病，病情一般处于稳定状态，因而，长期照护服务具有以生活照顾为主，医疗照护为辅的特性。服务内容是以身心与精神系统功能异常程度为基准，异常程度必须严格评估，以确定长期照护服务开始，停止期及提供服务内容增减的情形。长期照护服务具有劳力密集的特性，主要是日常生活起居的照顾，往往护理对象一旦开始需要长期照护服务，常常终其一生都需要此项服务，故其服务是长期性、连续性、劳力密集性的。

（三）长期照护内容

各国长期照护的内容都包括日常生活的照护、医疗照护以及社会服务等部分。发达国家从20世纪80年代开始，将本应属于临床护士的基础护理，从医疗服务中分离出来；其次，一部分非治疗性的护理和康复服务，也被从医疗服务中分离出来。所谓"非治疗性的护理和康复服务"的目标不是治愈，而是延缓老年人罹患的慢病病情发展，并尽可能地维持老年人的生理功能和精神健康的服务。将日常生活照料和非治疗性的护理和康复服务合并到一起，就是所谓的长期照护服务。

2000年，世界卫生组织发布了《建立老年人长期照顾政策的国际共识》，提出长期照护包括但不限于以下9项内容：一是保持参与社区、社会和家庭生活；二是关注住房的环境性适应和提供辅助装置以弥补功能减退；三是评估和评价社会照顾及卫生保健状况，产生明确的照顾计划并由适当专业人员和准专业人员采取后续行动；四是制定规划以通过降低危险性的措施和质量保证以减少失能或预防进一步恶化；五是必要时在专门的机构照顾或社区照顾的环境中提供照顾；六是明确地承认和满足精神、情感和心理需要；七是酌情提供必要的姑息治疗和临终关怀；八是提供对家庭、朋友和其他非正式照顾者的支持；九是由具有文化敏感性的专业人员和准专业人员提供支持服务和照顾。

五、老年评估技术

国家行业标准《老年人社会福利机构基本规范》（MZ008—2001）根据老年人日常生活自理能力和需要，将机构中的照护对象分为自理老人（日常生活行为完全自理，不依赖他人护理的老年人）、介助老人（日常生活行为依赖扶手、拐杖、轮椅和升降等设施帮助的老年人）、介护老人（日常生活行为依赖他人护理的老年人）（表3-1）。国家行业标准《老年人能力评估标准》（MZ/T 039—2013）于2013年起实施。评估指标包括日常生活活动、精神状态、感知觉与沟通、社会参与4个一级指标。二级指标22个，其中日常生活活动二级指标10个，精神状态二级指标3个，感知觉与沟通二级指标4个，社会参与二级指标5个。根据评分结果老年人能力等级划分为4个等级，能力完好，轻度失能、中度失能、重度失能（表3-2）。

表3-1 老年人能力评估标准指标体系

一级指标	二级指标
日常生活活动	进食、洗澡、修饰、穿衣、大便控制、小便控制、如厕、床椅转移、平地行走、上下楼梯
精神状态	认知功能、攻击行为、抑郁症状
感知觉与沟通	意识水平、视力、听力、沟通交流
社会参与	生活能力、工作能力、时空定向、人物定向、社会交往能力

表3-2 老年人能力等级划分

能力等级	等级名称	等级标准
0	能力完好	日常生活活动、精神状态、感知觉与沟通分级均为0,社会参与分级为0或1
1	轻度失能	日常生活活动分级为0,但精神状态、感知觉与沟通中至少一项分级为1及以上,或社会参与分级为2;或日常生活活动分级为1,精神状态、感知觉与沟通、社会参与中至少一项分级为0或1
2	中度失能	日常生活活动分级为1,但精神状态、感知觉与沟通、社会参与分级均为2,或有一项分级为3;或日常生活活动分级为2,且精神状态、感知觉与沟通、社会参与中有1~2项的分级为1或2
3	重度失能	日常生活活动分级为3;或日常生活活动、精神状态、感知觉与沟通、社会参与分级均为2;或日常生活活动分级为2,且精神状态、感知觉与沟通、社会参与中至少有一项分级为3

注:1.处于昏迷状态者,直接评定为重度失能,若意识转为清醒,需重新评估。2.有以下情况之一者,在原有能力级别上提高一个级别:①确诊为认知障碍/痴呆;②确诊为精神疾病;③近30天内发生过2次及以上意外事件(如跌倒、噎食、自杀、走失)。

第三节 医养人文关怀服务

随着年龄的增长,多数老年人退休后脱离了原有的社交网络,个人角色发生变化、生活习惯改变、人际互动减少,加之疾病或生理躯体功能减退、内心深处容易孤独,渴望得到关怀。实施人文关怀可减少老年人寂寞无助、焦虑烦闷等不良情绪,协助老年人适应老年生活,增添其归属感与幸福感。中国老龄科学研究中心发布的《中国养老机构发展研究报告》指出,未来我国养老服务将向更亲情化、人性化发展。人文关怀作为一种有治疗作用的专业性照护,是满足老年人全方位护理需求的重要保障,是提升老年服务质量的关键所在。

一、医养人文关怀的定义

从广义的角度讲，医养人文关怀是指以老年人为中心，关注其身心健康、情感需求、社会参与和家庭关系等方面，并为其提供全面、个性化、有温度的医养服务。它不仅包括对老年人物质生活的保障，更注重对老年人精神世界的关照和心理需求的满足。

从狭义的角度讲，医养人文关怀是指在医养结合机构中，为老年人提供专业的医养结合服务的同时，关注老年人的精神需求和心理健康，通过开展安宁疗护、心理疏导、情感交流等方式，提高老年人的生活质量和幸福感。医养人文关怀还强调与家庭、社区等其他相关机构的合作与沟通，共同为老年人提供更加全面、个性化的服务。

二、医养人文关怀在医养结合中的地位和作用

医养人文关怀是医养结合的重要组成部分，它贯穿于医养结合服务的全过程。在医养结合服务中，医养人文关怀不仅关注老年人的身体健康和医疗需求，更关注老年人的心理健康、社会参与和家庭关系等方面，为老年人提供全面、个性化、有温度的医养结合服务。医养人文关怀还强调对老年人的情感关怀和心理支持，帮助老年人建立积极的生活态度和健康的生活方式。因此，医养人文关怀在医养结合中具有重要的地位，是提升老年人生活质量和幸福感的关键。

医养人文关怀在医养结合中发挥着重要的作用。首先，医养人文关怀能够提高老年人的生活质量，通过关注老年人的身心健康、情感需求和社会参与等方面，为老年人提供全面、个性化的服务，使老年人能够享受到有尊严、有质量的生活。其次，医养人文关怀能够促进家庭、社区和机构的协同作用，加强家庭关系和社会参与，使老年人得到更多的情感支持和心理关注。最后，医养人文关怀能够提升服务质量和效果，通过关注老年人的需求和情感，使老年人感到被关心、被尊重和被爱。因此，医养人文关怀在医养结合中具有重要作用。

三、安宁疗护

（一）安宁疗护的概念

安宁疗护是以提高临终患者生命质量为目标，为生命末期或老年患者提供切实有效的减轻身体、心理方面痛苦的诊疗、护理服务，并对患者及其家属提供相应的人文关怀；是由医务人员和志愿者提供的医疗、心理和精神上的支持，通过控制疼痛和其他症状，让患者尽可能保持清醒和舒适，不以延长临终病人生存时间为目的，而旨在提高其生命质量，满足其情感需求，通过排解心理问题和精神烦恼，令患者内心宁静地面对死亡，让他们在有限的时光里，安详地、舒适地、有尊严而无憾地走完人生旅程的最后一站。安宁疗护是解决濒危病人家庭照料困难的一个重要途径，是一个提升医疗资源有效利用率的可行举措和节省患者医疗费用的有效方法。

（二）安宁疗护服务要素

1. 服务需求对象　安宁疗护服务的需求对象主要是指患有不可治愈疾病且处于疾病终末期的患者，以及有安宁疗护需求的其他人群，如老年人、慢性病患者以及其家庭等。他们需要的是在疾病终末期得到身体和精神上的舒适和关怀，减轻痛苦和不适，并获得家庭和社会的支持和安慰。

2. 服务供给主体　安宁疗护服务的供给主体包括医疗机构、医护人员、志愿者团体和其他相关机构。其中，医疗机构是提供安宁疗护服务的主要机构，包括医院、诊所、护理院等。医护人员是提供安宁疗护服务的核心力量，包括医生、护士、药剂师、心理咨询师等。志愿者团体和其他相关机构也可以提供一定的安宁疗护服务，如慈善组织、社区组织等。

3. 服务提供场所　安宁疗护服务的提供场所包括医院、诊所、护理院、家庭、社区和其他相关场所。医院和诊所是提供安宁疗护服务的主要场所，包括专门的安宁疗护病房和临终关怀科等。护理院和家庭是提供安宁疗护服务的另一种场所，特别是对于那些需要长期照顾和关怀的患者。社区和其他相关场所也可以提供一定的安宁疗护服务，如社区卫生服务中心、老年公寓等。

4. 服务标准与规范　为了提高安宁疗护服务的质量和水平，需要制定相应的服务标准与规范。这些标准与规范应该包括服务对象的选择、服务内容的设计、服务流程的实施、医护人员的培训与资质要求、服务质量评估与改进等方面。同时，还需要建立相应的行业标准和规范，以确保安宁疗护服务的专业性和规范性。

5. 管理与监督　为了确保安宁疗护服务的有效实施和运行，需要建立相应的管理与监督机制，包括政府部门的政策法规制定和监管、医疗机构的内部管理和质量控制等。同时，还需要建立公众的监督机制，如公开服务信息、接受投诉和建议等，以促进安宁疗护服务的持续改进和发展。

（三）安宁疗护的主要内容

1. 减缓各种不适症状　失能失智老人在生命的末期会出现疼痛、呕吐、呼吸困难、厌食、便秘、腹泻，甚至压疮等症状。我们应尽可能地满足他们的需要，要设法鼓励老人多进食，防止出现并发症；对于便秘的老人，适当使用泻剂，如开塞露等；长期卧床的老人，要经常帮助其翻身和改变姿势，以使他们感到舒适并预防压疮的发生；要保持个人卫生，做好皮肤、头发、口腔、鼻腔、眼睛、指甲的护理，保持清洁，预防感染，保持生命末期的生活质量。

2. 陪伴和支持　改变照护方式不要过度打扰处于终末期的老人，保持适度的陪伴和心理支持。其中触摸是一种护理方式，可以减轻他们的孤独和恐惧感，不仅适用于新生儿，对于终末期的老人给予适度的触摸会让老人获得更多的信任和依赖。可以触摸双手、额头、背部、胳膊，使其产生安全感，感受到被关注。

3. 维持尊严及价值感　安宁疗护越来越被更多的不同层次的人所接受，其原因之一在于所提供的服务与人本质的需求相吻合，包含了护理、心理、医疗、死亡教育、社会支援和居丧照护等多个方面。通过提升生命最后阶段的质量来体现人格尊严与生命尊严。

4. 提供全人照护　全人照护源于怜悯为怀的理念和实践，本着尊重人的价值与尊严，给予"身、心、社、灵"四方面的需求，即维护个人身体、心理、社交及精神的需要。关注目前的身体功能、心理状况、适应能力、与家人的关系以及有无宗教信仰等多方面情况，通过全人照护，让老人平静、安详接受所发生的一切。

（四）我国安宁疗护工作开展情况

2017年2月，国家卫生计生委《关于印发安宁疗护中心基本标准和管理规范》，对安宁疗护中心的基本标准和管理规范进行了明确规定。2019年6月，国家卫生健康委老龄健康司在四川省成都市召开全国安宁疗护试点工作推进会。会议强调了开展安宁疗护服务的重要意义，总结交流了第一批安宁疗护试点工作的经验做法，就启动第二批试点工作提出要求。2021年11月，根据《中共中央国务院关于加强新时代老龄工作的意见》关于"稳步扩大安宁疗护试点"的要求，为进一步推动安宁疗护发展，在前两批安宁疗护试点工作的基础上，国家卫生健康委继续扩大试点范围。

2022年1月，国家卫生健康委老龄健康司印发《关于全面加强老年健康服务工作的通知》，强调要加快发展安宁疗护服务。推动医疗机构根据自身功能和定位，开设安宁疗护病区或床位，开展安宁疗护服务。推动有条件的地方积极开展社区和居家安宁疗护服务，探索建立机构、社区和居家安宁疗护相结合的工作机制。建立完善安宁疗护多学科服务模式，为疾病终末期患者提供疼痛及其他症状控制、舒适照护等服务，对患者及其家属提供心理支持和人文关怀。加强对公众的宣传教育，推动安宁疗护理念得到社会广泛认可和接受。

2023年7月，国家卫生健康委办公厅发布《关于开展第三批安宁疗护试点工作的通知》开展第三批安宁疗护试点工作，提出推动将机构和居家安宁疗护服务费用逐步纳入基本医疗保险、长期护理保险以及其他补充医疗保险范畴。积极争取财政资金支持建设安宁疗护机构、设置安宁疗护床位等，探索建立对安宁疗护机构或床位的建设补贴和运营补贴制度。目前，我国设有安宁疗护科的医院510个，全国安宁疗护试点已覆盖全国185个市（区），我国安宁疗护试点持续发展，逐步实现全国覆盖。同月，体制改革司发布《关于深化医药卫生体制改革2023年下半年重点工作任务的通知》中写明加强社区和农村医疗卫生服务能力建设。拓展乡镇卫生院康复医疗、医养结合、安宁疗护等服务功能。

（五）安宁疗护服务体系建设目标

1. 健全安宁疗护服务体系　持续加大专项资金投入，建立试点单位内安宁疗护独立机构和专业团队，不断提高安宁疗护的服务水平。建立覆盖试点地区全域、城乡兼顾的安宁疗护服务体系。

2. 明确服务内容　以"提高临终患者生命质量"为目标，为生命末期或老年患者提供切实有效的减轻身体、心理方面痛苦的诊疗、护理，并对患者及其家属提供相应的人文关怀。

3. 建立工作机制　探索建立机构和居家安宁疗护相结合的工作机制。试点机构结对子，相互带动、相互促进。

4. 探索制度保障　探索推动将居家和机构安宁疗护服务费用逐步纳入基本医疗保险及其他补充医疗保险范畴；建立科学合理的药物配送流程，保障药物配备；积极争取财政资金支持建设安宁疗护机构、设置安宁疗护床位等；支持社会力量参与，拓宽融资渠道，提供政策支持。

5. 加强队伍建设　培养专业的医护人员，通过医学教育和培训提高医护人员的专业知识和技能水平，为安宁疗护服务提供人才保障。招募志愿者，通过招募志愿者为安宁疗护服务提供人力支持，帮助医护人员更好地照顾患者。加强团队建设，通过团队建设提高医护人员和志愿者之间的协作和配合能力，共同提供高质量的安宁疗护服务。

6. 加强宣传教育　对医护人员和社会大众开展安宁疗护相关理念和知识等宣传教育，以提高公众对安宁疗护的关注度和认知度。

四、精神心理支持和失智老人服务

（一）老年精神心理支持服务

随着年龄的增长，老年人身体各项功能逐渐衰退，各种健康问题也随之出现，加之随着子女逐渐成家，老年人缺少家人陪伴和社交活动，容易出现寂寞、抑郁、悲伤、自卑等情绪，为老年人提供心理支持服务是医养人文关怀的重要部分。心理精神支持服务包括环境适应、情绪疏导、心理支持、危机干预、情志调节等服务，主要由心理咨询师、社会工作者、医护人员或经过心理学相关培训的医疗护理员、老年健康照护人员承担，应配备心理或精神支持服务必要的环境、设施与设备。帮助刚入住机构的老年人熟悉机构环境，融入集体生活。注意了解掌握老年人心理和精神状况，发现异常及时与老年人沟通，并告知第三方。必要时请医护人员、社会工作者等专业人员协助处理或转至专业医疗机构。有条件的机构可定期组织志愿者为老年人提供服务，促进老年人与外界社会接触交往；日常倡导老年人参与力所能及的志愿活动。协调督促相关第三方定期探访老年人，与老年人保持联系。

（二）失智老年人服务

失智老年人通常指患有阿尔茨海默病（Alzheimer's disease，AD）或其他认知障碍的老年人。这些老年人面临着记忆丧失、思维混乱、情绪波动等问题，给他们的日常生活带来了很大的困扰。因此，针对失智老年人的服务需要特别注重人文关怀，尊重他们的个性、尊严和权利，帮助他们尽可能地保持生活质量。有条件的医院应当为失智老年人提供认知康复服务，依据其认知程度、身体机能、兴趣爱好，制定可达成的认知功能康复计划，如开展记忆力、定向力、注意力、计算力、执行力、语言功能等训练；开展进食、修饰、清洁、如厕等日常生活活动能力训练；开展有利于认知功能改善的运动感觉训练。应动态观察失智老年人情绪或心理的变化并了解根源，及时交流沟通，多使用指令性及鼓励性语言，适当给予解释、安慰。对有情绪和心理问题的失智老年人，必要时应当请专业人员协助处理或转至专业医疗机构进行情绪疏导、心理咨询及危机干预。应正确认识失智老年人的精神行为症状，给予其包容与尊重，消除易触发行为问题的不当交流和护理方法。

思考题

1. 老年医疗服务内容有哪几方面？
2. 什么是医养照护？长期医养照护有哪些特点？
3. 结合我国医养服务现状，谈一谈医养人文关怀的重要性。

参考文献

［1］刘钰曦，钟诗婷，梁烨彤，等. 高校健康服务与管理专业发展现状研究［J］. 科教导刊，2023，（22）：26-28.
［2］曾丹丹，农惠玲. 养老机构入住老年人人文关怀感知的质性研究［J］. 全科护理，2023，21（24）：3419-3422.

第四章

医养结合管理体系

医养结合融合了养老和医疗两大资源，一站式满足老年医养需求，已成为满足老年人日益增长的美好生活需要、解决医疗与养老事业发展不平衡不充分问题的重要突破口。我国医养结合体系建设以老年人健康为中心，已从各地自发探索跨入自觉的国家治理新阶段，发展医养结合事业将成为缓解和应对人口老龄化的重要解决方案之一，医养结合服务将逐步从传统的小范围补缺型服务，转向充分利用医疗机构、养老机构、社区机构配合的全面覆盖老年人生活的服务，提供实时、快捷、高效的医养服务，有利于增进老年人健康福祉。

第一节　行政管理体系

医养结合这项工作，既是一个新生事物，又是一个系统工程。确保其健康有序发展，很重要的就是坚持政府主导、市场驱动、模式多样、共同受益的原则，蹄疾步稳，加以推进。要通过建机制、搭平台、育人才等手段，充分发挥政府统筹协调作用、兜底保障作用，精准施策，狠抓落实，持续提高老年健康服务质量。同时进一步明确医养结合人才需求定位，保基本、求创新、重培养，着力满足老年人的医养结合服务需求。有效激发市场主体积极性，推动医养结合多层次发展。

一、建机制，形成部门联动、人大督导、政协倡导的医养结合管理体制

1. 健全组织体系　省、市、县人民政府应当建立医养结合工作领导机制，制定本行政区域医养结合发展规划，并纳入国民经济和社会发展规划，加强考核评估，推动医养结合供给方式创新，促进医养结合健康有序发展。压实各级政府责任，建立党委政府统筹、卫生健康部门牵头、相关部门联动的医养结合组织管理体系，定期召开医养结合工作协调会，整合相关评估标准，研究解决问题、困难。在政府相关部门、医疗机构、养老机构、社区、家庭、保险公司之间建立联动机制，合理分配利用资源，为老年人提供连续的医养服务。

2. 加强调研摸底　应结合国家卫健委《关于建立完善老年健康服务体系的指导意见》等文件精神，开展医养结合服务政策研究及摸底工作。摸清底数，逐步建立老年人健康档案，形成老年人健康管理大数据，并作为分析研判老年人医疗服务的需求总量和层次结构的重要依据。明确服务供需方的相关信息，包括服务需求量、总体费用测量、服务供应能力、服务项目需求等，确保进一步工作的设计与推进有据可依、科学合理。加强规划布局，为医养结合服务全方位发展提供保障。

3. 推动政策协同　加强顶层设计和政策引导，制定推进医养结合发展的政策措施，注重政策配套和项目落地，共同采取有效扶持措施，强化督促落实。确立医养结合的发展目标和发展路径，科学制定医院、社区、居家多层次医养体系的建设规划，促进医疗、养老资源科学合理布局。应加大力度推进和落实"放管服"政策，简化流程，针对财政管理、行政管理、信息化管理等方面真正实现有机整合，以老年人实际需要为出发

点，以合理、合法为原则，以老龄化社会的最大福祉为目标，推动突破创新。

4. **优化发展环境**　加大政府投入力度，完善财税、价格、土地政策，强化投入支持。拓宽市场化融资渠道，推进政府购买基本健康养老服务，用于社会福利事业的彩票公益金要适当支持开展医养结合服务，完善公立医疗机构开展养老服务的价格政策。减轻税费负担，对符合条件的社区提供日间照料、康复护理机构给予税费减免、资金支持等扶持，加强规划布局和用地保障。充分发挥市场在资源配置中的决定性作用，激发社会活力、鼓励社会投资、发展新兴业态，加快建立完善可持续发展的体制机制。通过"公建民营""PPP融资"等模式，以项目和产业推动医养结合发展。发展长期护理保险，健全筹资机制、服务项目、待遇保障等机制。全面深化医疗和养老服务"放管服"改革，优化医养结合机构审批流程和环境，突破体制机制障碍，共同推动提升医养结合机构的服务水平。

5. **营造良好氛围**　社会发动、市场驱动、全民行动，按照"一类一策，一院一策"的发展思路，积极推动医养结合服务事业和产业发展。加强医养结合工作的宣传倡导，利用多种媒体资源宣传医养结合工作进展情况，让民众知晓医养结合服务政策、机构、服务内容，便于老年人及其家庭及时选择适宜的医养结合服务，提高全社会的关注度，为医养结合服务的持续发展提供更多助力，在全社会营造良好的舆论氛围。

二、搭平台，构建按辖区、成体系、全覆盖的医养结合组织模式

1. **建立优质高效的医养结合服务体系**　探索在市级建立以老年病医院为龙头的各级各类医养结合服务龙头机构，区县级建立以综合医院、中医医院和中西医结合医院为骨干机构的各级各类医养结合，乡（镇）街建立以乡镇卫生院、社区卫生服务中心为支撑的医养结合网底机构，构成市县乡村一体化，按辖区、成体系、全覆盖的医养结合服务体系。推动医疗卫生和养老服务资源实现有序共享，建设覆盖城乡、规模适宜、功能合理、综合连续的医养结合服务网络。推动居家–社区–机构医养结合服务多元模式，增加服务供给，建设融管理、技术服务和群众工作为一体，以开展老龄化宣传教育、老年健康教育、老年健康管理、老年医学服务、老年心理服务、老年康复服务、老年护理服务、老年安宁疗护以及培训服务人员为主要任务的医养结合服务模式。

2. **探索医养联盟服务**　推进医养结合联盟建设，助力分级诊疗，完善医养结合领域治理体系和治理能力。通过建设医疗养老联合体等多种方式，整合医疗、康复、养老和护理资源，为老年人提供治疗期住院、康复期护理、稳定期生活照料以及临终关怀一体化的健康和养老服务。完善联盟内医养结合床位布局，为患病、失能老人提供专业的医养结合服务。完善联盟标准，建立质量控制体系，培养专业人才，规范服务行为、推进新技术转化应用与推广。

3. **建立健全医疗卫生机构与养老机构合作机制**　推动医疗机构就近与养老机构建立签约合作关系，提供健康管理、上门巡诊等服务。鼓励二级以上综合医院与养老机构开展对口支援、合作共建。通过鼓励养老机构与周边的医疗卫生机构开展多种形式的

协议合作，建立健全协作机制，本着互利互惠原则，明确双方责任。医疗卫生机构为养老机构开通预约就诊绿色通道，为入住老年人提供医疗巡诊、健康管理、保健咨询、预约就诊、急诊急救、中医养生保健等服务，确保入住老年人能够得到及时有效的医疗救治。养老机构内设的具备条件的医疗机构可作为医院收治老年人的后期康复护理场所。鼓励医疗机构与军休所签约，开设就医绿色通道、军休病房，在军休所设立医务室等，提升军休人员健康养老获得感。

4. 注重居家社区医养结合服务　提升基层医疗卫生机构为居家老年人提供上门服务的能力，扎实做好老年人等重点人群的家庭医生团队签约服务。以老年医院、护理院为支撑，以社区卫生服务机构、护理站、家庭病床为依托，将服务延伸至社区和家庭。发挥卫生系统服务网络优势，结合基本公共卫生服务的开展为老年人免费建立健康档案，并为65岁以上老年人提供健康管理服务。鼓励为社区高龄、重病、失能、部分失能以及计划生育特殊家庭等行动不便或确实有困难的老年人，提供定期体检、上门巡诊、家庭病床、社区护理、健康管理等基本服务。与老年人家庭建立签约服务关系，为老年人提供连续性的健康管理服务和医疗服务。规范为居家老年人提供的医疗和护理服务项目，将符合规定的医疗费用纳入医保支付范围。在市、县、乡、村级设置老年健康服务机构，为居家社区老年人提供便利可及的服务。提高基层医疗卫生机构康复、护理床位比例，鼓励增设安宁疗护病床、养老床位。

5. 完善农村医养结合服务　政府应当通过政策扶持、资金支持、对口支援以及建立村医参与医养结合服务激励机制等形式，提高农村医养结合服务能力，推动城乡医养结合协调发展。关注贫困、空巢、失能、失智、计划生育特殊家庭和高龄独居老年人等高需求人群，建立和完善农村医养结合服务机构人员入职补贴和岗位补贴制度。引导护理机构向农村地区拓展，建设乡镇社区医养结合服务设施，推进乡镇卫生院与特困人员供养服务机构（敬老院）毗邻建设、服务衔接。

三、促健康，完善全方位的老年健康技术服务体系

坚持以人为本、统筹推进。努力满足广大人民群众日益增长的多样化、多层次的健康与养老服务需求，统筹城乡、区域服务资源配置，促进均衡发展，提升老年人健康养老服务水平和可及性。

1. 加强医疗机构老年健康服务能力建设　医疗机构全面落实为老年医疗服务优待政策，为老年人开通挂号、就医等便利服务绿色通道。鼓励医疗资源富裕的医疗机构拓展医养结合服务，把闲置床位按规定改造为养老床位。提高护理、康复、临终关怀等接续性医疗服务能力，建立覆盖全生命周期、内涵更加丰富、结构更为合理的老年健康服务体系。根据国家卫健委《关于印发老年医学科建设与管理指南（试行）的通知》要求，市、区建设二级体系的老年医院、老年医学科，使医疗机构能够具备开展医养结合服务的资质和承接能力。强力推进有条件的二级以上综合医院，开设老年病科、增设老年病房。

2. 支持养老机构开展医疗服务　养老机构可根据服务需求和自身能力，按相关规

定申请开办老年病医院、康复医院、护理院、中医医院、临终关怀机构等，也可内设医务室或护理站，提高养老机构提供基本医疗服务的能力。养老机构设置的医疗机构要符合国家法律法规和卫生健康行政部门、中医药管理部门的有关规定，符合医疗机构基本标准，并按规定由相关部门实施准入和管理，依法依规开展医疗卫生服务。卫生行政部门和中医药管理部门要加大政策规划支持和技术指导力度，将养老机构内设的医疗机构，纳入区域卫生规划和医疗机构设置规划，统筹实施。养老机构设置的医疗机构，符合条件的可按规定纳入城乡基本医疗保险定点范围。鼓励执业医师到养老机构设置的医疗机构多点执业，支持有相关专业特长的医师及专业人员在养老机构规范开展疾病预防、营养、中医调理养生等非诊疗行为的健康服务。

3. 充分发挥中医药在健康养老服务中的作用 弘扬中医药的特色优势，推进中医药服务进养老机构，为老年人提供"简、便、验、廉"的中医药健康服务。鼓励有条件的养老机构设置中医诊室，广泛开展以老年病、慢性病防治和康复护理为主的中医药健康养老服务。鼓励各级中医类医疗机构主动拓展服务领域，全方位开展中医药健康养老服务，在医疗机构内开设治未病科、老年病科、康复科，与养老机构建立协作关系。指导社区卫生服务中心、乡镇卫生院开展中医药健康养老服务。积极培育中医药健康医养结合服务试点和示范基地，鼓励开发中医药与养老服务结合的系列服务产品。

四、育人才，加大医养结合人才队伍建设力度

鼓励高等院校和中等职业学校增设相关专业课程，加快培养老年医学、康复、护理、营养、心理和社会工作等方面专业人才，培育医养结合专业队伍。支持高等院校和中等职业学校增设相关专业课程。加强养老护理员保健、中医药服务技能培训，提升养老护理员服务能力。做好职称评定、专业技术培训和继续医学教育等方面的制度衔接，对养老机构和医疗卫生机构中的医务人员同等对待。完善薪酬、职称评定等激励机制，鼓励医护人员到医养结合机构执业，绩效工资分配向医养结合一线人员倾斜。建立医疗卫生机构与医养结合机构人员进修轮训机制，促进人才有序流动。将老年医学、康复、护理人才作为急需紧缺人才纳入卫生健康人员培训规划。

第二节 医养结合建设模式

一、医养结合模式的分类

医养结合作为一种全新的老年服务模式，可以和以往传统养老模式相结合，以不同形式提供医养结合服务。医养结合从开办形式上可以分为"医办养""养办医""医养签约"3种形式。从服务形态上主要分为"医养融合""院中院""医养签约"3种模式。

（一）医养融合模式

"医养融合模式"，包含"医养结合床位模式""一学科三病房模式"，由一个团队提供医养结合服务。服务对象主要是老年患者及失能（含失智）老年人。这类老年人的需求是刚性需求，需要提供急性期治疗、康复期长期照护、生命末期安宁疗护。医疗机构利用自身优势向养老产业延伸，服务场景是在医养结合机构的医疗床位开展医养结合服务。特别是一些一级、二级医院，包括民营医院和社区卫生服务中心在发展养老服务方面积极性很高，可利用其闲置的房屋空间，在医院内设置专门针对老年慢性病的医养结合病床，以盘活闲置的医疗资源，提高床位利用率。概括来说就是：以医终老、一（医）床到底、综合连续、全程服务。医养结合服务由一个团队提供，一人一床一团队，服务整合零距离。医养融合，不可切割。

（二）院中院模式

由两个团队共同提供医养结合服务，服务对象主要是老年患者及失能老年人，也为少量部分失能老年人服务。这类老年人的需求是刚性需求，需要提供急性期治疗，康复期长期照护，生命末期安宁疗护。服务场景是在同一个区域内的医疗机构和养老机构里，或者说是在一个院内。概括来说就是：以医为主，医养近距，综合连续，全程服务。医疗服务和养老服务由两个团队分别提供，一人二床二团队，"院中院"近距离。此模式的特点是：医养结合，界限清晰，分别服务。

（三）养医结合模式

"养医结合模式"也可以叫"签约模式"。养老机构中，失能、半失能老人很多，对医疗服务的需求十分强烈，甚至可以说，能否提供优质、便利的医疗服务，已经成为养老院间竞争的重要"砝码"。因此，不少养老院通过自建或者合建的方式，在内部设置医疗机构，进一步提高医疗服务和社区的整体品质。两个团队分别提供医疗卫生服务和养老服务，满足老年人健康管理、预防保健、慢病管理、分级诊疗等需求。服务场景是医疗机构与居家、社区、养老机构签约，利用家庭医生签约、院际签约、老年人就医绿色通道等方式提供医疗卫生服务。概括来说就是：以医助养，以养为主，养医异地，存在距离。此模式的特点是：养医结合，职责明晰，分别服务。

（四）其他模式

我国还在不断探索医养结合的新模式、新路子，主要包括以下几种模式。

1. 拖带模式　医疗机构通过与多家养老机构签订协议，提供基本的医疗服务。内设医疗机构的方式，尽管对于养老机构非常合适，但对于医疗机构来说，仅靠特定养老机构内部的养员，很难"吃得饱"。因此，大多数的养老机构只能与医疗机构签订合作协议，实现相对松散的合作。医生巡诊，平时遇到紧急情况可以呼叫医院的巡诊车（配备一名医生、两名护士）。此外，由于合作比较深入，医院在养老院设立了护士站，可以提供基本的医疗服务。而对于医院来说，同时与其合作的养老院有多家，通过热线电话、巡诊车和住院绿色通道等方式，不仅能够满足基本需要，而且能够扩大医院影响力，也能保持基本的盈亏平衡。

2. 远程模式 通过"互联网＋"的方式实现远程诊疗，主要是面向社区和居家老人。随着智慧城市建设的深入，这种新兴业态已经悄然兴起。通过"互联网＋"等新技术构建智慧型医养结合平台，聚焦社区居家老年人多重需求。依托医疗云计算服务平台，为老年人提供健康档案管理、24小时呼叫、转诊就医绿色通道等居家医疗服务和家庭医生服务、生活服务。

3. 分级医养模式 通过打破居家、社区、机构养老的壁垒，实现分级诊疗、层层导流、良性互动。最上层有医院，中间层有社区医疗机构，最下层面向居家养老。日常保健在家中，小病调理在社区，大病防治在医院。通过在社区了解老人健康状况，引导达到住院标准的老人到医院治疗。社区为医院提供病员支撑，医院为社区提供医疗服务支撑。通过医联体和分级诊疗体系，聚焦养老和医疗机构老年人的多重需求。通过构建社区嵌入式微机构，开展家庭医生签约和家庭病床，聚焦社区居家老年人的养老服务需求。

二、医养结合机构的设立

（一）养老机构设立医疗机构

养老机构申请内部设置诊所、卫生所（室）、医务室、护理站的，根据国家卫生计生委办公厅《关于养老机构内部设置医疗机构取消行政审批实行备案管理的通知》要求，取消行政审批，实行备案管理。申办人应当向所在地的县级卫生健康行政部门备案。

养老机构申请举办二级及以下医疗机构（不含急救中心、急救站、临床检验中心、中外合资合作医疗机构、港澳台独资医疗机构），依据国家卫生健康委、国家中医药管理局《关于进一步改革完善医疗机构、医师审批工作的通知》规定，设置审批与执业登记"两证合一"，卫生健康行政部门不再核发"设置医疗机构批准书"，在受理医疗机构执业登记申请后，经公示、审核合格后发放"医疗机构执业许可证"。

养老机构申请设立三级医疗机构的，应当向所在省级或地市级卫生健康行政部门提交申请，卫生健康行政部门依法核发"设置医疗机构批准书"。申办人收到"设置医疗机构批准书"后，申请医疗机构执业登记并提交相关材料。卫生健康行政部门审核合格后，发放"医疗机构执业许可证"。

养老机构设置医疗机构，属于社会办医范畴的，可按规定享受相关扶持政策，卫生健康及相关部门应当及时足额拨付补助，兑现有关政策。按照有关法律法规，营利性医疗机构应当到市场监管部门进行登记注册，社会力量举办非营利性医疗机构应当到民政部门进行社会服务机构登记。

（二）医疗机构设立养老机构

各级民政部门不再实施养老机构设立许可。具备法人资格的医疗机构申请设立养老机构的，不需另行设立新的法人，不需另行法人登记。

社会力量举办的非营利性医疗机构申请设立养老机构的，应当依法向县级以上民政部门备案，应当依法向其登记的县级以上民政部门办理章程核准、修改业务范围，并根据修改后的章程在登记证书的业务范围内增加"养老服务"等职能表述。

社会力量举办的营利性医疗机构申请内部设置养老机构的，应当依法向县级以上民政部门备案，应当依法向其登记的县级以上市场监管部门申请变更登记，在经营范围内增加"养老服务"等表述。

公立医疗机构申请设立养老机构的，应当依法向县级以上民政部门备案，应当依法向各级编办提出主要职责调整和变更登记申请，在事业单位主要职责及法人证书"宗旨和业务范围"中增加"养老服务、培训"等职能。

医疗机构设立养老机构符合条件的，享受养老机构相关建设补贴、运营补贴和其他养老服务扶持政策措施，民政及相关部门应当及时足额拨付补助，兑现有关政策。

（三）新建医养结合机构

对于申办人提出申请新举办医养结合机构的，即同时提出申请举办医疗机构和养老机构，需根据医疗卫生机构和养老机构的类型、性质、规模向卫生健康、民政或市场监督管理部门提交申请。涉及同层级相关行政部门的，当地政务服务机构应当实行"一个窗口"办理，实现"前台综合受理、后台分类审批、综合窗口出件"。未设立政务服务机构的，由当地卫生健康行政部门会同有关部门建立联合办理工作机制和操作流程，优化医养结合机构市场准入环境。各省（自治区、直辖市）卫生健康行政部门应当与有关部门制订统一的筹建指导书，为医养结合机构申办人提供咨询和指导，方便申办人到相关部门办理行政许可或登记备案手续。各相关部门要加强工作配合，提高信息共享水平，让申办人"只进一扇门，最多跑一次"。

三、医养结合床位

（一）医养结合床位的含义

医养结合床位是指在医养结合机构中由卫生健康部门核定的具有医疗功能，为失能、部分失能老年患者提供医养结合服务的床位。"医养结合床位"是沈阳市医养结合办公室的创新，功能上实现"病时医疗，平时照护"。入住的是失能、有病不能自理的老年人。入住老年人在一张床上就能实现医疗和照护转换。即老年人一旦需要住院治病，在医养结合床上就能实现由"被照护者"到"患者"身份的转换，可直接用医保卡就医。病情稳定后随即再转为照护床位，顺利实现医养服务功能转换。

（二）二级以上医疗机构医养结合床位设置标准

1. **床位设置** 设置床位数应根据当地实际需求和资金情况，兼顾发展，床位总数应在10张以上。

2. **科室设置** 在医院老年学科体系建设内，增加独立的医养结合病区（科）。医养结合病区（科）应当设置门诊、病房、综合评估室、临终关怀病房。设置医养结合病区（科）的综合医院应当具备与老年医学科相关的科室设置，包括重症医学科、医学心理科（室）、营养科、麻醉科、外科、内科、妇科、肿瘤科、中医科、康复科（室）、药剂科、检验科、医学影像科、输血科（室）等。

3. **人员配备** 医师为经卫生健康行政部门注册，取得临床专业执业资格，并经过老年医学相关培训，从事老年医学专业医疗服务的医疗人员。护士为经卫生健康行政管理部门注册的医疗护理人员。老年健康照护师为经医养结合人才培训中心培训，并获得老年健康照护师资格证书的老年照护人员。每张医养结合床应当配备老年医学科医师≥0.3名（每增加10张床位，增加1名医师），配备老年医学科护士≥0.3名（每增加10张床位，增加1名护士），老年照护师≥0.1名。医师配备应当确保三级查房制度。鼓励有条件的医院配备康复治疗师、营养师、心理治疗师、临床药师等人员。三级综合医院（含中医院、精神卫生专科医院）医养结合病区（科）主任应当由具有副高级以上专业技术资格，且有老年医学科连续工作1年以上的医师担任。二级综合医院（含中医、精神卫生专科医院）医养结合病区（科）主任应当由具备中级以上专业技术资格的医师担任。专科医院医养结合病区（科）主任应当由具备中级以上专业技术资格的医师（全科医师）担任。医院应当确保医养结合病区（科）可持续发展，从业人员梯队完整结构合理，岗位责任分工明确，团队协作特征鲜明，服务流程科学，医疗质量规范，信息资料保存完整。

4. **建筑要求** 整体设计应当符合无障碍设计规范（GB50763）要求。病房每床净使用面积≥5m²，每床间距≥1m。每个病室以2～4人为宜。两人以上房间应设置隔帘，每床间应当设有帷幕或隔帘，以利于保护患者隐私。每床应配备床旁柜和呼叫装置，并配备床档和调节高度的装置。每个病房应当设置衣物储藏的空间，并设卫生间（面积宜≥4m²），卫生间地面应当满足易清洗、不渗水和防滑的要求，配扶手。走廊两侧应设扶手，房门方便轮椅进出。设有室内、室外活动等区域。患者活动区域和走廊两侧应当设扶手，房门应当方便轮椅、平车进出；功能检查用房、理疗用房应当设无障碍通道。在病室内设置洗浴设备和空间，配备扶手、紧急呼叫装置、防滑倒等安全防护措施。关怀室（告别室）可根据情况调换房间，不必在某一固定病室。

5. **设备配置** 基本设备，包括轮椅、转运床（或医用平车）、站立及行走辅助器、坐式体重计、报警系统、供氧装置、负压吸引装置、输液泵、注射泵等。同时需具有抢救设备，包括气管插管设备、简易呼吸器；心电监护仪、心脏除颤仪，以及其他与开展老年医学科诊疗业务相应的设备。鼓励有条件的医院设置辅助洗浴设备、电动护理床、自主转运装置等。康复治疗专业设备，至少配备与收治对象康复需求相适应的运动治疗、物理治疗和作业治疗设备。信息化设备，在住院部、信息科等部门配置自动化办公设备，保证医养结合床位信息的统计和上报。病房每床单元基本装备，应当符合本级综合医院标准。其他有与开展的诊疗业务相应的其他设备。

（三）基层医养结合床位设置标准

1. **床位设置** 基层医养结合机构医养结合床位数可根据实际情况确定，一般应设置20张以上。

2. **科室设置** 临床科室至少设内科、康复医学科、临终关怀科。各临床科室应当根据收治对象疾病和自理能力等实际情况，划分若干病区。病区包括病室、护士站、治疗室、处置室，必要时设康复治疗室。临终关怀科应增设家属陪伴室。医技科室至少设药剂科、检验科、放射科、营养科、消毒供应室。职能科室至少设医疗质量管理部门、护理部、医院感染管理部门、器械科、病案（统计）室、信息科。

3. **人员配备** 医师为经卫生健康行政部门注册，取得临床专业执业资格，并经过老年医学相关培训，从事老年医学专业医疗服务的医疗人员。护士为经卫生健康行政管理部门注册的医疗护理人员。老年健康照护师为经医养结合人才培训中心培训，并获得老年健康照护师资格证书的老年照护人员。每张医养结合床应当配备老年医学科医师（或全科医师）≥0.15名，配备护士≥0.2名，老年照护师≥0.3名。医师配置应当确保三级查房制度。鼓励有条件的医院配备康复治疗师、营养师、心理治疗师、临床药师等人员。基层医养结合病区（科）主任应当由具备中级以上专业技术资格的医师（全科医师）担任。医院应当确保医养结合病区（科）可持续发展，从业人员梯队完整，结构合理，岗位责任分工明确，团队协作特征鲜明，服务流程科学，医疗质量规范，信息资料保存完整。

4. **建筑要求** 整体设计应当符合无障碍设计规范（GB50763）要求。病房每床净使用面积≥5m²，每床间距≥1m。每个病室以2～4人为宜。两人以上房间应设置隔帘，每床间应当设有帷幕或隔帘，以利于保护患者隐私。每床应配备床旁柜和呼叫装置，并配备床档和调节高度的装置。每个病房应当设置衣物储藏空间，并设卫生间（面积宜≥4m²），卫生间地面应当满足易清洗、不渗水、防滑和配扶手的要求。走廊两侧应设扶手，房门方便轮椅进出。设有室内、室外活动等区域。患者活动区域和走廊两侧应当设扶手，房门应当方便轮椅、平车进出。功能检查用房、理疗用房应当设无障碍通道。在病室内设置洗浴设备和空间，配扶手、紧急呼叫装置、防滑倒等安全防护措施。关怀室（告别室）可根据情况调换房间，不必在某一个固定病室。

5. **设备配备** 基本设备，至少配备呼叫装置、给氧装置、呼吸机、电动吸引器或吸痰装置、气垫床或具有防治压疮功能的床垫、治疗车、晨晚间护理车、病历车、药品柜、心电图机、X光机、B超、血尿分析仪、生化分析仪、恒温箱、消毒供应设备、电冰箱、洗衣机、常水热水净化过滤系统。急救设备，至少配备心脏除颤仪、心电监护仪、气管插管设备、呼吸器、供氧设备、抢救车。康复治疗专业设备，至少配备与收治对象康复需求相适应的运动治疗、物理治疗和作业治疗设备。信息化设备，在住院部、信息科等部门配置自动化办公设备，保证医养结合床位信息的统计和上报。病房每床单元基本装备应当与二级综合医院相同，病床应当设有床档。临床检验、消毒供应等设备，可与其他合法机构签订相关服务合同，由其他机构提供服务，这类设备可不配备。

四、老年医学科"一学科三病房"建设模式

（一）概念界定

"一学科三病房"是医养结合机构的一种组织结构模式，是医养结合床位的2.0版。包括老年医学科、老年综合病房、医养照护病房、安宁疗护病房。老年综合病房主要是针对于能力衰退的老年人，为他们提供健康教育，预防保健和疾病诊治；医养照护病房则是针对于一些失能、失智的老年人，为他们提供康复护理，长期照护；安宁疗护病房则是对于生命终末期的老人，给予他们安宁疗护（图4-1）。

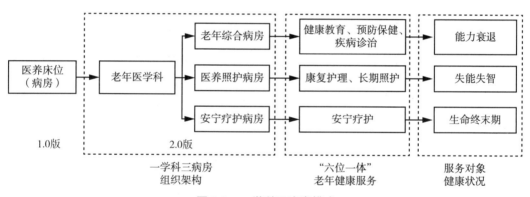

图4-1　一学科三病房模式

医养结合服务最核心的特点是要有老年医学科作为支撑，开设老年医学科的医疗机构才能开展医养结合服务核心业务，"一学科三病房"是满足老年人医疗服务、精神慰藉、护理照料等综合需求的有效模式。若将医养结合病房称为医疗机构内设医养结合中心1.0版，"一学科三病房"的医养结合机构建设模式可称为2.0版。2019年，国家卫健委印发《老年医学科建设与管理指南（试行）》，要求省、市、区建设三级体系的老年医院、老年医学科，使医疗机构能够具备开展医养结合服务的资质和承接能力。

（二）老年医学科

根据国家卫健委《老年医学科建设与管理指南（试行）》，综合医院应当加强老年医学科的建设与管理，老年医学科主要收治患老年综合征、共病以及其他急、慢性疾病的老年患者，设置门诊诊室、病房、综合评估室。老年医学科门诊、病区及相关公用场所应当符合老年患者活动场所及坐卧设施安全要求，执行国家无障碍设计的相

关标准。设置老年医学科的综合医院应当具备与老年医学科相关的科室设置，包括重症医学科、医学心理科（室）、营养科、麻醉科、外科、内科、妇科、肿瘤科、中医科、康复科（室）、药剂科、检验科、医学影像科、输血科（室）等。老年医学科应当具备的基本设备包括轮椅、转运床（或医用平车）、站立及行走辅助器、坐式体重计、报警系统、供氧装置、负压吸引装置、输液泵、注射泵等。同时需具有抢救设备：气管插管设备、简易呼吸器；心电监护仪、心脏除颤仪等，以及其他与开展老年医学科诊疗业务相应的设备。鼓励有条件的医院设置辅助洗浴设备、电动护理床、自主转运装置等。老年医学科应当以老年患者为中心，采用老年综合评估常规模式、共病处理模式和多学科团队工作模式，对老年患者进行医疗救治，最大程度维持和恢复老年患者的功能状态。应当通过医院与社区卫生中心、医养结合机构、护理院等中长期照护机构建立固定联系，可进行定期远程会诊、联网培训，并与基层双向转诊，实现老年患者的连续治疗及全程化连续照护。老年医学科医师除本病房患者管理和门诊工作外，应当参与其他学科的老年医学工作，如高风险老年患者术前评估与围术期管理、会诊等。三级综合医院老年医学科主任应当由具有副高级以上专业技术资格，且在老年医学科连续工作5年以上的医师担任。二级综合医院的老年医学科主任应当由具备中级以上专业技术资格的医师担任。应当遵循《医院感染管理办法》及相关法律法规的要求，加强医院感染管理，建立临床用血安全管理相关制度，保证医疗质量和安全。省级卫生健康行政部门应当委托符合条件的机构作为老年医学专业医疗质量控制中心，按照《医疗质量管理办法》相关要求，开展老年医学专业医疗质量控制工作。

（三）老年综合病房

根据国家卫健委《老年医学科建设与管理指南（试行）》，老年病房床位数应≥20张，每床净使用面积应≥7m^2，床间距宜≥1.0m，卫生间面积宜≥4m^2。病房设置标准符合国家规定。老年医学科每张病床应当配备医师≥0.3名，配备护士≥0.6名。老年医学科医师配置应当确保三级查房制度。鼓励有条件的医院配备康复治疗师、营养师、心理治疗师、临床药师等人员。应当制定老年综合评估技术规范，老年多学科服务模式，老年患者跌倒、坠床、压疮及误吸、安宁疗护等技术方案和处置措施。要按照医疗机构患者活动场所及坐卧设施安全要求等行业标准，制定符合老年特点的患者安全保障措施，并做好组织实施。要建立老年患者在院内及与康复、护理机构及社区卫生服务中心的双向转诊机制。

（四）医养照护病房

在对老年人进行综合评估基础上开展照护服务。评估团队由经过培训的医生、护士、治疗师、照护人员、护工等至少2人组成。评估内容包括但不限于生活自理能力、精神心理状况、感知觉与沟通、社会参与功能等内容。要求至少要有入住评估、出院或转出评估、病情变化评估、阶段评估。以失能、失智老年人为重点，做好长期照护服务。

（五）安宁疗护病房

安宁疗护并非一种治愈疗法，而是一种专注于在患者将要去世前的几个星期，或是几个月的时间内减轻其疾病的症状，延缓疾病发展，减少疾病痛苦的医疗护理。由医护人员、心理咨询师、社会工作者等组成照护团队，为临终老年人提供包含疼痛等症状控制、舒适护理、心理疏导、精神抚慰和社会支持等内容的整体照护。目的是减少无法治愈的患者的临终痛苦，提高患者的临终生命质量，通过消除或减轻患者病痛与其他生理症状排解患者心理问题和精神恐慌，令患者内心宁静地面对死亡，帮助病患家人减轻劳累与压力。应当尊重患者的价值观与信仰，保护患者的隐私与权利。安宁疗护服务是我国老年人整体服务体系不可缺少的部分。

五、医养联合体

医养联合体是多个医养结合机构、医疗机构、养老机构联动的一种组织结构模式，是"一学科三病房"、医养结合床位的3.0版。医养联合体包含社区、一级医养中心、二级医养中心和三级医养中心主体机构（图4-2）。

一级医养中心提供康复安养服务，进行出院评估，并与二级医养中心实施双向转诊制度。同时，还进行身体数据采集和定期健康体检。二级医养中心通过远程诊疗和专业诊疗，提供专业诊疗和对口支援，并及时与一级医养中心和三级医养中心进行转诊和双向转诊。三级医养中心则专注于常见病的诊治和重症治疗，并及时进行双向转诊。社区包含居家养老、养老院和养老服务中心3种医养机构，为老年人提供生活照料、身心安抚工作、恢复期收治、康复安养和临终关怀等服务，同时还会定期举办公益讲座和进行社区安全教育等内容。

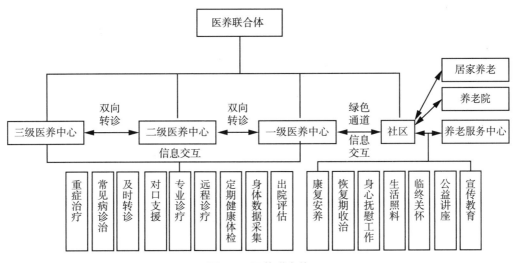

图4-2 医养联合体

第三节　医养结合质量管理

落实国家卫健委《医养结合机构服务质量提升行动》《医养结合机构管理指南（试行）的通知》等文件要求，做好医养结合质量控制工作。

一、质量管理工作机制

1. 联动工作机制

（1）人员联动：应当建立医护人员、医疗护理员、老年健康照护人员、管理人员及相关协助人员联动工作机制。有条件的机构建议增设协调人员岗位。

（2）信息化联动：建立医养结合信息化管理系统。有条件的机构还可以建立预约诊疗系统、分级诊疗系统、远程医疗系统等互联共享老年人健康信息，实现老年人健康资料的信息化管理。

2. 感染控制机制

根据《医院感染管理办法》的要求，加强服务流程内的感染的预防与控制工作。工作人员手卫生应符合 WS/T 313 要求。老年人的衣物应当分类清洗，被血液、体液、排泄物、分泌物污染及患有传染病老年人的衣物应封闭运输、单独清洗、消毒。开展中医医疗技术应当符合《中医医疗技术相关性感染预防与控制指南（试行）》的要求。医疗废物按医疗废物处理规定处理。

3. 危机处理机制

医养结合服务体系要建立健全应对常态危机和突发危机的应急体系和工作机制，明确相应部门职责，建设应急防范队伍，及早报告并处理突发事件。提供医养结合服务时，操作过程应当遵循各项标准、规范、指南及相关卫生健康标准，保障服务安全。

二、服务质量控制

1. 落实基本要求

核查医养结合机构有关资质，确保机构及人员在合法范围内执业，依法查处养老机构内设的无资质医疗机构、无行医资质相关人员擅自开展诊疗活动等违法行为。进一步落实科室、人员、药品的配置要求，推进机构设施、建筑的适老化改造。配备必要的康复、护理专业人员及康复辅助器材。

2. 落实相关制度

落实《医养结合机构管理指南（试行）》，持续强化医疗质量安全核心制度、医疗机构依法执业自查制度的落实，认真执行强制性标准和有关规范。加强医务人员"三基三严"培训及存档，落实感染预防与控制、医疗废物处置有关要求，设专人负责机构内感染预防与控制工作。机构内医疗废物存放点与治疗区域隔开，强化医务人员手卫生要求。

3. 持续规范药品管理

按照《药品管理法》等规定，严格药品储存、审核、调配、使用等的管理。落实合理用药和临床药师管理制度，加强用药安全风险防范，凭医师处方为老年人提供处方药，特别是毒麻药品、精神药品的使用要严格遵守相关规定，规范老年人自带药品管理。

4. 不断提升服务能力　按照《医养结合机构服务指南（试行）》要求，完善医养服务衔接有关流程，健全医养联动机制。按照《医疗机构病历管理规定》等要求，规范书写、保存和使用病历。完善老年人健康档案，按时开展老年人健康体检并做好记录。参照《老年护理实践指南（试行）》提供护理服务，严格遵照标准预防的操作原则，老年人Ⅱ度及以上压力性损伤在院新发生率低于5%。按照《常用康复治疗技术操作规范（2012年版）》相关要求提供康复服务。为老年人提供中医健康状态辨识与评估、咨询指导、健康管理等中医药特色服务。加强信息化建设，准确填报医养结合监测信息系统，及时更新老年人医养结合服务相关信息，实现机构内老年人各类服务信息互通共享。

5. 做好突发事件处置　建立完善安全管理体系和风险防范制度，对入住的老年人进行安全风险评估，及时记录入住老年人健康状况变化情况。健全老年人跌倒、坠床、噎食、误吸、烫伤等突发事件的应急处置预案，有关服务人员熟练掌握急救技能，完善失智老年人安全保护措施。

6. 强化消防安全意识　严格遵守《消防法》等法律法规，执行相关强制性消防标准，制定完善消防安全规章制度，规范消防行为。落实主体责任，建立消防安全责任制，明确各岗位消防安全职责，组织开展防火巡查、检查、隐患排查和监督整改等。坚持日常巡查并根据实际情况加大巡查频次和力度，突出巡查重点。每月和重要节假日、重大活动前至少组织1次防火检查和消防设施联动运行测试，对发现的隐患和问题立即督促整改，消除安全隐患。加强宣传教育培训、应急疏散演练等，持续改善消防设备设施。

7. 做好常态化疫情防控　严格执行新型冠状病毒感染疫情防控和传染病防控有关部署要求，持续完善疫情防控应急处置预案及流程，保证各项防控措施落实到位。妥善安排对内和对外服务，实行分区管理，消除交叉感染的风险隐患。发现机构内有发热或疑似感染的人员，第一时间按相关要求做好处置和上报工作。

三、建立医养结合监督管理体系

1. 成立管理控制中心　成立医养结合管理控制中心，建立专家组，结合国家关于开展医养结合机构服务质量提升行动要求，制定医养结合机构服务质量评估标准，采取日常数据监控、现场检查方案式，定期由中心组织专家组对医养结合试点机构进行服务质量评估，促进医养结合床位标准化建设，提高医养结合试点机构医疗卫生服务质量。

2. 建立质量管理体系　按照《基本医疗卫生与健康促进法》《医疗机构管理条例》《医疗质量管理办法》等法规的要求，加强医疗服务管理，规范、医疗服务行为。完善质控办法，针对机构的合法性、从业人员的资质、工作制度、技术规范、安全管理等进行质控及监督。服务过程中产生的数据资料应当留痕，可查询、可追溯，满足质量监管要求，并将评估结果作为政府购买服务、支持扶持的重要依据。建立以落实医养结合政策情况、医养结合服务覆盖率、老年人护理服务质量、老年人满意度等为主要指标的考核评估体系。

3. 完善监管考核办法　把医疗床位和家庭病床增加等情况纳入考核。完善医疗安全管理相关工作制度、应急预案和工作流程，加强医疗质量重点部门和关键环节的安全与风险管理，提高医疗安全意识，落实机构内老年人安全目标。建立符合医疗机构质量管理要求的质量目标，落实医疗服务有关安全保证、质量可控的各项要求。定期对机构内医疗质量进行监测、预警、分析、考核、评估并持续改进。

4. 制定质量评估体系　遵循相关临床诊疗指南、临床技术操作规范、行业标准和临床路径等有关要求开展诊疗工作，严格遵守医疗质量安全核心制度。包括但不限于医疗服务质控、老年护理服务质量评定、老年人生活照护服务质量评定量、心理/精神支持服务质量评定量、健康管理服务质量评定、环境卫生服务质量评定、文娱服务质量评定等。各项表格样表由医养结合质量管理部门制发。

5. 落实质控人员工作内容及要求　应当按有关规定成立医疗质量管理专门部门或工作小组，或指定专（兼）职人员负责医疗质量具体管理工作，完成日常质控，并配合主管部门或第三方进行例行质控检查工作。

四、落实服务质量管理要求

（一）基本要求

1. 机构设置要求　应当依法取得医疗机构执业许可或在卫生健康行政部门（含中医药主管部门）备案，并在民政部门进行养老机构备案。提供膳食服务的医养结合机构应当取得食品经营许可证。

2. 机构科室设置、设施设备配备等要求　医养结合机构中的医疗机构，其科室设置、人员配备、设施设备配备、药品配备、信息化建设应当根据医疗机构的类型，相应符合《医疗机构基本标准（试行）》《康复医院基本标准》（2012版）、《护理院基本标准》（2011版）、《护理中心基本标准（试行）》《康复医疗中心基本标准（试行）》《安宁疗护中心基本标准（试行）》《养老机构医务室基本标准（试行）》《养老机构护理站基本标准（试行）》《诊所基本标准》《中医诊所基本标准》《中医（综合）诊所基本标准》等各级各类医疗机构基本标准的要求。医养结合机构中的养老机构，应当符合《养老机构管理办法》要求，在设施设备配备方面适用《养老机构基本规范》（GB/T29353）、《养老机构服务质量基本规范》（GB/T35796）、《养老机构服务安全基本规范》（GB38600）、《老年人照料设施建筑设计标准》（JGJ450）等国家和行业标准的要求，提供康复服务的医养结合机构应当配备老年人常用的康复辅助器具。

（二）养老服务管理

1. 养老服务管理制度　养老服务包括生活照护、基础照护、康复服务、心理支持、照护评估等服务。养老机构一线照护人员应当按照《养老护理员国家职业技能标准》（2019年版）有关工作内容和技能要求，为老年人提供养老服务。

2. 养老服务质量管理　养老服务质量适用于《养老机构服务质量基本规范》（GB/

T35796）等标准规范，按要求进行质量控制。养老机构服务安全管理应符合《养老机构服务安全基本规范》（GB38600）要求。不同等级养老机构的运营管理、服务提供、评价改进等适用于《养老机构等级划分与评定》（GB/T37276）。

（三）医疗服务管理

1. 医疗质量管理　应当按照《基本医疗卫生与健康促进法》《医疗机构管理条例》《医疗质量管理办法》等法规的要求，加强医疗服务管理，规范医疗服务行为。

2. 医疗护理服务管理　应当按照《基础护理服务工作规范》《常用临床护理技术服务规范》《中医护理常规技术操作规程》等国家发布或认可的诊疗技术规范和操作规程的有关要求开展相关工作，建立分级护理管理制度，制定合理、规范的诊疗护理服务流程，建立护理目标管理责任制，制定护理管理目标。应当加强护理质量管理，参照《老年护理实践指南（试行）》制定并实施护理相关工作制度、技术规范和指南，加强护理人员队伍培训、考核和服务改进，持续改善护理质量。

3. 医疗康复服务管理　开展康复服务的医养结合机构，应当根据机构规模和老年人需求状况，配备相应的设施设备，并严格执行康复的各项规章制度、人员职责和技术操作规范。独立设置的康复医疗中心应当按照《康复医疗中心管理规范（试行）》进行管理。开展康复服务的机构，应当按需评定老年人身心状况、日常生活活动能力和社会功能，制定并实施康复服务质量评价标准、效果评价流程及风险防控预案。开展康复辅具适配服务的机构，应当建立康复辅具管理制度，明确本机构配置的康复辅具目录，专人管理，做好定期检查、维修及相关记录，并指导老年人科学使用辅具。

4. 安宁疗护服务管理　开展安宁疗护服务的医养结合机构，应当参照国家及当地关于安宁疗护相关工作管理要求建立相关制度，配备专职人员。应当加强安宁疗护服务质量管理，参照《安宁疗护实践指南（试行）》制定并实施相关工作制度、技术规范和服务指南；加强专业技术人员培训、考核和服务改进，持续改善服务质量。建立良好的与老年人及家属沟通机制，加强与老年人及家属的积极沟通，注重人文关怀，维护老年人合法权益和生命尊严，保护老年人及家属的隐私。应当尊重老年人的宗教信仰或少数民族风俗习惯。

思考题

1. 医养结合模式的分类有哪些。
2. 简述"一学科三病房"建设模式。
3. 如何建立医养结合监督管理体系。

参考文献

[1] 苟翠萍，吴宗辉，谢冰，等. 我国医养结合发展历程与经验总结 [J]. 中国医院，2023，27（10）：27-30.

［2］彭科. 农村医养结合国家给付义务的立法优化［J］. 南方金融，2023（6）：72-85.

［3］申少铁. 推动医养结合服务发展壮大［N］. 人民日报，2023-04-26（005）.

［4］左玉丽，蔡文正，曹立萍，等. 陇西：发挥中医药优势推动"医养结合"发展［N］. 甘肃日报，2023-08-11（001）.

［5］马俊才. "医养融合"书写发展篇章［N］. 金昌日报，2023-10-31（001）.

［6］孙媛媛. 安宁缓和医疗的困境与希望［J］. 小康，2023，（30）：63-66.

［7］谭寅虎，梁妍，邢慧敏，等. 我国居家安宁疗护发展困境及对策［J］. 循证护理，2023，9（18）：3301-3304.

第五章

医养结合标准体系

党和政府高度重视医养结合，强调积极应对人口老龄化，构建养老、孝老、敬老政策体系和社会环境，推进医养结合，加快老龄事业和产业发展。要求改革完善医养结合政策，扩大长期护理保险制度试点，让老年人拥有幸福的晚年，后来人就有可期的未来。医养结合是具有中国特色的新生事物，从国外到国内，从国家到地方都没有现成的经验，也没有统一的标准、规范。全国各地都在试点摸索推进医养结合。开展医养结合标准体系研究，建立科学合理的医养结合标准体系，全面梳理规范医养结合发展所需要的标准制修订项目，是推进医养结合行业标准化建设的基础性工作和必要前提。

第一节 标 准 化

一、标准及标准化概述

（一）标准概述

标准是经济活动和社会发展的技术支撑，是国家治理体系和治理能力现代化的基础性制度。根据《中华人民共和国标准化法》的定义，标准是指农业、工业、服务业以及社会事业等领域需要统一的技术要求，包括国家标准、行业标准、地方标准和团体标准、企业标准。

（二）标准化概述

国家标准《标准化工作指南第1部分：标准化和相关活动的通用词汇》对标准化的定义是：为了在一定范围内获得最佳秩序，对现实问题或潜在问题制定共同使用和重复使用的条款的活动。标准化在推进国家治理体系和治理能力现代化中发挥着基础性、引领性作用。新时代推动高质量发展、全面建设社会主义现代化国家，迫切需要进一步加强标准化工作。

我国积极实施标准化战略，以标准助力创新发展、协调发展、绿色发展、开放发展、共享发展，并强调以高标准助力高技术创新，促进高水平开放，引领高质量发展。《中华人民共和国标准化法》指出，标准化工作的任务是制定标准、组织实施标准以及对标准的制定、实施进行监督。党中央、国务院高度重视标准化工作。县级以上人民政府应当将标准化工作纳入本级国民经济和社会发展规划，将标准化工作经费纳入本级预算。《国民经济和社会发展第十四个五年规划和2035年远景目标纲要》明确提出，健全服务质量标准体系，强化标准贯彻执行和推广。

（三）我国标准化发展目标

《国家标准化发展纲要》指出，到2025年，实现标准供给由政府主导向政府与市场并重转变，标准运用由产业与贸易为主向经济社会全域转变，标准化工作由国内驱动向国内国际相互促进转变，标准化发展由数量规模型向质量效益型转变。标准化更加有效推动国家综合竞争力提升，促进经济社会高质量发展，在构建新发展格局中发挥更大作用。具体提出以下几方面内容。

1. 全域标准化深度发展　农业、工业、服务业和社会事业等领域标准全覆盖，新兴产业标准地位凸显，健康、安全、环境标准支撑有力，农业标准化生产普及率稳步提升，推动高质量发展的标准体系基本建成。

2. 标准化水平大幅提升　共性关键技术和应用类科技计划项目形成标准研究成果的比例达到50%以上，政府颁布标准与市场自主制定标准结构更加优化，国家标准平均制定周期缩短至18个月以内，标准数字化程度不断提高，标准化的经济效益、社会效益、质量效益、生态效益充分显现。

3. 标准化开放程度显著增强　标准化国际合作深入拓展，互利共赢的国际标准化合作伙伴关系更加密切，标准化人员往来和技术合作日益加强，标准信息更大范围实现互联共享，我国标准制定透明度和国际化环境持续优化，国家标准与国际标准关键技术指标的一致性程度大幅提升，国际标准转化率达到85%以上。

4. 标准化发展基础更加牢固　建成一批国际一流的综合性、专业性标准化研究机构，若干国家级质量标准实验室，50个以上国家技术标准创新基地，形成标准、计量、认证认可、检验检测一体化运行的国家质量基础设施体系，标准化服务业基本适应经济社会发展需要。到2035年，结构优化、先进合理、国际兼容的标准体系更加健全，市场驱动、政府引导、企业为主、社会参与、开放融合的标准化工作格局全面形成。

二、卫生健康标准化

（一）卫生健康标准化概念

卫生健康标准化是实施卫生健康法律法规、落实卫生健康政策规划、维护人民群众身体健康和生命安全的技术保障。"十三五"时期，国家卫生健康委共发布卫生健康标准597项，广泛应用于监督执法、业务指导、技术服务、安全保障各方面，同时开展强制性标准及重要推荐性标准的实施评估工作。2019年，国家卫健委印发《卫生健康标准管理办法》，指出要加强卫生健康标准工作规范化建议，保证卫生标准质量，促进标准实施。同时，成立了第八届国家卫生健康标准委员会，并先后印发《国家卫生健康标准委员会章程》《卫生健康标准管理办法》等标准管理制度。

2022年，国家卫生健康委印发《"十四五"卫生健康标准化工作规划》，强调要深入贯彻落实《标准化法》，以推动卫生健康事业高质量发展为主题，以满足人民群众日益增长的健康需要为目的，推动标准化战略与卫生健康事业深度融合，优化卫生健康标准体系，完善标准全周期管理，着力增加优质标准供给，大力促进标准实施，为健康中国建设提供标准化支撑。要切实发挥标准的引领、规范、支撑、保障、联通作用，以严标准守住安全底线，以高标准提升质量水平，为人民群众提供全方位全周期健康服务。

我国卫生健康标准化工作快速发展，标准体系初步形成，标准管理体制逐步完善，标准质量持续提升，标准化领域不断扩展，14个省级行政区、3个地市级行政区成立了地方卫生健康标准化技术委员会。团体标准方兴未艾，并正式纳入法制化轨道，卫生健康领域近百家社会组织启动团体标准化工作，发布团体标准一千余项，在引领技术创新、促进高质量发展方面显现成效。各类卫生健康标准在新型冠状病毒感染疫情防控、重点疾病预防、爱国卫生运动、改善医疗服务质量、提升人群健康水平、促进卫生健康信息互联互通等方面发挥了重要技术支撑作用。

（二）工作原则

1. 坚持需求引领　围绕全面推进健康中国建设，紧密结合卫生健康工作重大战略和部署，以业务工作和基层实际需求为导向，科学规划卫生健康标准体系布局，合理确定标准重点领域，增加标准有效供给，不断适应标准需求的变化。

2. 坚持质量优先　以提高质量为核心，不断健全管理制度，推动标准由数量规模增长向质量效益提升转变，优化标准结构，提高标准制定效率，实现标准数量、质量、结构、效率相统一。

3. 坚持以用为本　坚持标准制定与实施并重，多措并举促进标准实施及评估，推动各级各类机构广泛贯彻标准化理念，形成用标准管理、依标准做事的观念意识和行为规范。

4. 坚持包容开放　调动社会各方面参与卫生健康标准化工作的积极性、主动性，促进各类标准协同发展。坚持标准制度型开放，促进标准国际交流合作，统筹引进来与走出去，以卫生健康标准助力人类卫生健康共同体建设。

（三）发展目标

到2025年，基本建成有力支撑"健康中国"建设、具有中国特色的卫生健康标准体系。卫生健康标准化工作基础不断夯实，体制机制更加健全，标准体系进一步完善，标准多途径供给、协同发展局面基本形成，标准应用实施更加广泛，卫生健康服务标准化程度不断提升，卫生健康标准国际影响力显著增强。

（四）工作任务

1. 优化标准体系　立足大卫生大健康，构建以人民健康为中心的"大标准"体系，按照结构合理、系统协调、衔接配套、覆盖全面的要求，统筹国家标准、行业标准、地方标准、团体标准协调发展。依据《标准化法》和国务院关于强制性标准有关规定，准确把握强制性卫生健康标准守底线、保安全的定位和范围。合理控制政府类推荐性标准数量，重点聚焦基础性、通用性和公益性标准，清理标准间交叉重复问题，适当整合、提升单项标准覆盖面。"十四五"期间制修订卫生健康国家标准行业标准不少于100项。各地优先制定体现地方特色、满足地方需求的地方标准。鼓励并引导团体标准发展，增强标准活力，满足市场和创新发展对标准的需求。建立卫生健康强制性标准守安全、推荐性标准保基本、地方标准显特色、团体标准做引领的协同发展标准体系，确保体系的系统性、整体性、协调性。

2. 完善标准全周期管理　健全工作程序，加强卫生健康标准全流程管理。夯实标准前期研究基础，重大标准立项需有基础研究数据支持，优先安排科研成果转化为标准。严格标准立项，保障年度计划与长期规划和标准体系的协调一致，择优遴选标准承担单位。加大标准起草人员培训力度。加强标准项目督办，合理控制标准制定周期，较"十三五"时期平均缩短6个月。增强征求意见的广泛性和代表性。加强标准审查，确保技术内容的科学性、合理性和可操作性。落实标准复审要求，及时修订或废止陈旧老化标准，增强标准的及时性、针对性、有效性。确保卫生健康标准尤其是强制性标准的实施，对不少于50项重要标准实施情况开展评估，建立相关数据库，为标准复审、修订提供重要依据。将标准立项到实施的全部数据纳入卫生健康标准管理信息系统，实现标准全周期信息化管理。

3. 推动地方标准化工作　修订相关制度，明确地方各级各类卫生健康机构标准化工作的职责定位和工作任务，重点强化国家标准、行业标准在地方的实施。鼓励地方成立卫生健康标准化技术委员会，协助地方卫生健康行政部门做好国家标准、行业标准宣传贯彻，承担地方标准制修订工作，积极参与国家标准和行业标准的意见征集、信息反馈、实施评估等工作。"十四五"期间在全国各省级建立卫生健康标准化工作机制和专家队伍。鼓励京津冀、长三角等地区联合制定、共同发布具有区域特色的卫生健康地方标准，促进本区域卫生健康工作标准化、均质化。将全国适用、具有推广价值的地方标准及时转化为国家标准或行业标准。

4. 鼓励发展团体标准　鼓励卫生健康领域学会、协会等社会组织以满足实践和创新需要为目标，聚焦新技术、新业态、新模式，通过制定团体标准，发挥引领创新和行业自律作用。鼓励制定实施高于国家标准、行业标准的团体标准，带动医疗卫生服务高质量发展。支持社会组织参与国际标准起草，制定具有国际领先水平的团体标准。鼓励多家社会组织联合发布团体标准，减少团体标准间交叉重复。社会组织应当依据法律法规和国家相关政策制定团体标准。各级卫生健康行政部门对辖区内社会组织发布的团体标准进行引导和监督，对社会举报的违反法律、法规和行业政策的团体标准及时受理、评估和指正。组织对卫生健康领域团体标准开展评价，实施团体标准培优计划，推进团体标准应用示范，遴选具有创新性、先进性和国际性的团体标准进行重点推介。营造团体标准发展的良好政策环境，支持卫生健康行政部门在政策制定、指导监管、评审评价、招标采购等工作中引用合适的团体标准。

5. 提高标准国际化水平　开展卫生健康标准国际化策略和机制研究，掌握新阶段国际形势下的标准需求。加大卫生健康国际标准动态跟踪、评估力度，加快适合我国国情的国际标准的采纳引用。积极参与国际标准化组织、世界卫生组织等国际组织标准化活动。利用"一带一路"优势，探索与沿线国家和地区的卫生健康标准交流合作。鼓励卫生健康领域专家和机构在国际学术论坛等平台积极推介我国卫生健康标准。培育、发展和推动满足国际应用需求的中国标准转化为国际标准，同世界各国一道，共建国际卫生健康标准体系，助力人类卫生健康共同体建设。

6. **全面推广标准化理念** 在卫生健康全行业普及标准化理念，树立标准化意识，提高使用标准的积极性、主动性、创造性，形成全行业学习标准、遵守标准、运用标准、贯彻标准的良好氛围。充分利用互联网远程平台提高标准宣贯培训效率和覆盖人群。采用微信公众号、微视频、慕课等新媒体手段及其他方式，提高卫生健康标准的知晓率和宣传效果。开展卫生健康标准试点项目，通过典型经验促进标准化理念的推广，将标准作为改进管理水平、开展技术创新、提高服务质量、保障安全发展的依据和手段。全方位、多渠道开展标准化宣讲，讲好标准化故事，在全行业培育发展标准化文化。

三、医养结合标准化

医养结合标准是针对居家老人、社区及医养结合机构提供医养服务技术、医养产品质量、医养机构建设所制定的标准，旨在为老年人提供专业化、标准化的医养结合服务。为促进医养结合服务体系的建立，医养健康产业的发展，2019年，国家卫健委、民政部等部门发布了《关于印发医养结合机构服务指南（试行）的通知》。2020年，国家卫健委、民政部等部门发布了《关于印发医养结合机构管理指南（试行）的通知》《关于印发医疗卫生机构与养老服务机构签约合作服务指南（试行）的通知》《关于开展医养结合机构服务质量提升行动的通知》等规范性文件，为医养结合标准化奠定了基础。2021年5月，民政部、国家发展和改革委员会印发《"十四五"民政事业发展规划》，明确提出以标准化为手段提高健康养老服务供给水平，完善医养照护、安宁疗护等老年健康服务标准，健全老年社会支持标准和医养结合标准，夯实老年健康基础标准。

通过明晰医疗服务、康复服务以及医养照护标准，能够为实现有区分的衔接做好准备。在国家层面，安徽、浙江、辽宁等地已先后开展了医养结合领域国家级服务标准化试点建设，从2017年第四批国家级社会管理和公共服务标准化试点项目名单开始，都开展医养结合标准化建设工作。其中2017年5月第四批"浙江嘉兴居家养老医养结合服务标准化试点"项目，已于2020年8月顺利通过验收。2019年5月立项的"国家级医养结合服务业标准化试点项目"，安徽省合肥九久夕阳红新海护理院有限公司承担的"安徽合肥医养结合型服务业标准化试点"项目，于2020年9月验收。2020年3月第六批社会管理和公共服务综合标准化试点项目"河北廊坊燕达国际健康城医养结合养老服务标准化试点"启动。2021年3月第七批社会管理和公共服务综合标准化试点项目，沈阳市安宁医院成为"辽宁沈阳医养结合标准化试点项目"承担单位，主承办"辽宁沈阳医养结合服务标准化试点项目"启动。

在地方层面，很多省市都启动了医养结合标准化建设工作，开展了丰富多彩的活动。2019年山东省日照市医养结合服务标准化试点项目验收。2020年9月，太原市卫健委在市市场监督管理局和市民政局支持下，委托山西省标准化研究院正式启动太原市医养结合标准体系制定工作，2020年12月25日定稿印发。《太原市医养结合标准体系》目前共收录256项，其中国家标准53项，行业标准139项，地方标准64项。根据太原市医养结合服务需求、标准的内在联系以及太原市医养结合标准体系构成因素，并参照相关标准，将太原市医养结合标准体系分为三大子体系，即通用基础标准子体系、服务保障标准子体系和服务提供标准子体系。

第二节 医养结合标准体系

一、医养结合标准体系概述

（一）医养结合标准体系提出的背景

2016年国家开展医养结合试点，部分试点地区开始医养结合服务标准体系研究与实践。各省、市在推进地区医养结合服务体系建设中，积极组织开展了医养结合服务标准化建设工作。这些标准的制定与实施，成为规范全国各地医养结合服务、提高医养结合服务质量、加强医养结合行业管理的基础依据。

科技部、国家发改委、国家标准化管理委员会等部门大力支持医养结合专业标准的研发。中国老年医学学会成立了标准化工作委员会、医养结合工作委员会，组织相关专业院校、科研机构、医养结合机构开展养老服务与管理课题研发，设立了应用型研究课题，如老年人康复服务、护理服务、中医保健服务、精神文化服务模式，其研究成果为推进医养结合服务相关技术标准及职业技能培训标准的制修订打下了良好基础。

（二）医养结合标准体系的重要意义

医养结合是一个具有新时代中国特色的名词，从国内到国外，从国家到地方都没有成熟的经验，也没有较为统一的标准、规范。全国各地都在试点摸索推进医养结合。开展医养结合标准体系研究，建立科学合理的医养结合标准体系，全面梳理规范医养结合发展所需要的标准制修订项目，是推进医养结合行业标准化建设的基础性工作和必要前提。标准体系的建立可以规范医养结合服务流程，明确服务内容和要求，有助于提高服务质量，确保老年人在接受医养结合服务时能够得到充分保障和权益。同时，还可以促进不同地区之间的合作与交流，实现资源共享和优势互补，为老年人提供更加全面的医养结合服务。

（三）建立医养结合标准体系的基本原则

1. 重点突出，目标明确 以构建和完善医养结合体系为核心，以"老龄社会"对医养结合的需求为重点，立足医养结合各业务领域，把握当前和今后一个时期医养结合标准化建设工作的重点任务，从医养结合的实际出发，科学梳理，确保医养结合标准体系内容重点突出，目标明确。

2. 协调统一，全面成套 以老年人对医养结合的需求为导向，基于对医养结合的科学分类，按照体系协调、职责明确、管理有序的原则编制医养结合标准体系，确保总体系与子体系之间、各子体系之间、标准之间的相互协调。构建过程应按照医养结合标准化工作的法律法规、政策依据，参考相关行业标准体系，确保医养结合标准体系科学规范，全面成套。

3. 结构完整、层次适当　医养结合标准体系要有完整的结构，从而支撑医养结合专业的建立。医养结合标准明细表中的每一项标准在标准体系结构图中应有相应的层次。通用标准置于上层，基础标准宜置于较高层次，便于理解、减少复杂性。确保医养结合标准体系结构完整、层次适当。

4. 划分清楚，动态优化　在医养结合服务中，涉及相关医疗卫生服务和养老服务已有标准可以采用的，一律采用，不再重复制定标准。医养结合标准体系表内的子体系或类别的划分，各子体系的范围和边界的确定，主要应按行业、专业或门类等标准化活动性质的同一性划分清楚。同时，为适应医养结合不断发展，立足医养结合对于标准化的现实需求，分析未来发展趋势，适时对医养结合标准体系进行补充完善，保持体系的全面开放、结构的持续优化、标准的相互衔接。保持标准体系可扩充性，为新的标准项目预留空间。确保医养结合标准体系划分清楚，动态优化。

（四）我国医养结合标准体系现状

目前，在中国政府网、全国标准信息公共服务平台网站及相关国家标准、行业标准、地方标准、团体标准、企业标准子网站上以"医养"为关键词的现行标准共159个，包括行业标准1个、地方标准38个、团体标准51个、企业标准87个。这些标准的制定与实施，成为规范全国医养结合服务、提高医养结合服务质量、加强医养结合行业管理的重要工具。按服务场所划分，其中对机构的限定标准以及居家服务的限定标准较多，对社区的标准和社区居家的限定标准较少。按标准内容划分，其中对服务质量和服务技术制定的标准较多，对基础设施建设提出的标准及评价体系制定的标准较少。

二、医养结合服务标准体系的内容

（一）医养结合标准体系构成

医养结合标准体系是卫生、社会保障和社会福利业标准体系的分支，包括通用基础标准体系、医养结合服务标准体系、医养结合技术标准体系、医养结合评价认证标准体系4个子体系（图5-1）。医养结合服务标准体系（GECP）依据医养结合标准体系框架，在医养结合服务标准体系子体系下构建，主要由通用基础标准体系、服务保障标准体系、服务提供标准以及岗位标准组成。服务通用标准体系是服务保障标准体系、服务提供标准体系的基础，服务保障标准体系是服务提供标准体系的直接支撑，服务提供标准体系促使服务保障标准体系的完善。

（二）服务通用基础标准体系

1. 结构　服务通用基础标准体系一般包括标准化工作标准、术语与缩略语标准、符号与标识标准、数值数据及量和单位标准、测量标准等子体系（图5-2）。

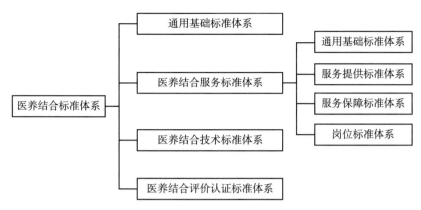

图5-1 医养结合标准体系的构成

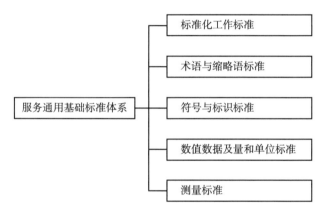

图5-2 服务通用基础标准体系结构

2. 标准化工作标准子体系 标准化工作标准是医养结合机构为开展标准化活动、实现标准化管理而收集、制定的标准。标准化工作标准内容包括但不限于标准化工作的组织与开展，标准化工作主要任务，标准化工作原理与方法，标准体系构建、标准实施及评价、改进提升的要求，标准制修订、复审及结果的处置管理，标准化信息管理，标准化创新与成果管理，标准化奖惩，标准化综合效益评价。

3. 术语与缩略语标准子体系 术语标准是界定医养结合机构内部使用概念的指称及其定义的标准。缩略语标准是指将医养结合机构内常用的较长词句缩短省略成较短的词语，并制定成对照关系的标准。缩略语一般分为中文缩略语和英文缩略语。

4. 符号与标识标准子体系 符号与标识标准是以特定的文字、字母和/或图形为主要内容并附有关说明的标准。符号与标识标准内容包括但不限于安全、公共信息、服务信息等相关符号与标识。

5. 数值数据及量和单位标准子体系 数值数据及量和单位标准是医养结合机构运行和管理活动所涉及的适用于本机构的数值数据及量和单位相关的标准。数值数据及量和单位标准内容包括但不限于医养结合机构对各种数值和数据的判定与表示，医养结合机构运行和管理活动中采用的相关国家标准中的量和单位，医养结合机构对量和单位的选用和确定要求。

6. 测量标准子体系　测量标准是医养结合机构运行和管理活动中使用的测量方法和测量设备相关的标准。测量标准内容包括但不限于通过公式计算的测量要求，如标准覆盖率、标准实施率等目标及技术指标的测量方法；通过测量工具测量的相关要求，如测量方法、测量设备使用、测量设备检定及校准、测量工具使用人员的资质和技能、测量量值的计量基准和标准、测量控制的监测点和范围、测量记录和统计方法、测量标识和证书使用。

（三）医养结合服务提供标准体系

1. 结构　医养结合服务提供标准体系一般包括医养照护服务标准、医养医疗服务标准、医养中医药服务标准、医养护理服务标准、医养康复服务标准、心理精神支持服务标准、辅助服务标准子体系、失智老年人服务标准、运行管理标准、服务评价与改进标准等子体系（图5-3）。

2. 医养照护服务标准子体系　医养照护服务标准内容包括但不限于生活照护服务、医疗照护服务、社会支持服务。

3. 医养医疗服务标准子体系　医养医疗服务标准内容包括但不限于定期巡诊、老年人常见病、多发病诊疗、急诊救护服务、危重症转诊服务、安宁疗护服务、健康管

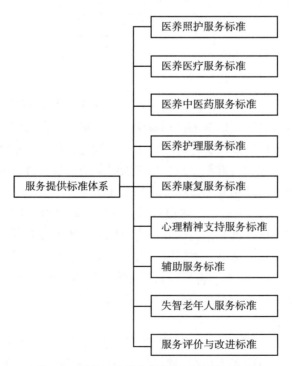

图5-3　医养结合服务提供标准体系结构图

理服务、健康教育和健康知识普及服务。

4. 医养中医药服务标准子体系 医养中医药服务标准内容包括但不限于为老年人提供常见病、多发病、慢性病的中医诊疗服务。为老年人提供中医健康状态辨识与评估、咨询指导、健康管理等服务，使用按摩、刮痧、拔罐、艾灸、熏洗等中医技术及以中医理论为指导的个性化起居养生、膳食调养、情志调养、传统体育运动等进行健康干预，为老年人提供具有中医特色的康复服务，中药煎煮服务。

5. 医养护理服务标准子体系 护理服务标准子体系内容包括但不限于为老年人提供的护理服务、遵医嘱为老年人提供的护理服务。

6. 医养康复服务标准子体系 康复服务标准内容包括但不限于物理治疗、作业治疗。

7. 心理精神支持服务标准子体系 心理精神支持服务标准内容包括但不限于环境适应、情绪疏导、心理支持、危机干预、情志调节。

8. 辅助服务标准子体系 辅助服务标准内容包括但不限于观察老年人日常生活情况变化、协助或指导老年人使用辅助器具、化验标本的收集送检、陪同老年人就医并协助完成医疗护理辅助工作。

9. 失智老年人服务标准子体系 失智老年人服务标准内容包括但不限于医养照护服务、医疗服务、中医药服务、护理服务、康复服务、辅助服务、心理精神支持服务。

10. 服务评价与改进标准子体系 服务评价与改进标准是医养结合机构对服务的有效性、适宜性和顾客满意度进行评价，并对达不到预期效果的服务进行改进而收集、制定的标准，内容包括但不限于评价的基本条件、原则和依据；评价的组织机构和人员；评价的程序和方法；评价的内容和要求；检验和验证；数据分析、处理和评价；改进的原则与方法。

（四）医养结合服务保障标准体系

1. 结构 医养结合服务保障标准体系一般包括环境与能源标准、安全与应急标准、职业健康标准、信息标准、财务与审计标准、设施设备及用品标准、人力资源标准、法务与合同标准、运行管理标准等子体系（图5-4）。

2. 环境与能源标准子体系 环境标准是围绕环境条件、环境管理和环境保护等收集、制定的标准，内容包括但不限于温度、湿度、光线、空气质量、噪声等管理要求以及医养结合机构场所日常环境卫生管理要求。能源标准是围绕用能和节能管理等收集、制定的标准，内容包括但不限于煤、电、油、气体燃料、热力、水等能源管理和节约要求。

3. 安全与应急标准子体系 安全与应急标准是以保护生命和财产安全为目的收集、制定的标准，内容包括但不限于安全管理标准，如消防、服务、治安等方面的安全目标管理、安全责任、安全承诺、安全教育培训、安全检查、安全操作；风险管理标准，如风险识别、风险分析、风险评价、风险控制和风险管理效果评价；应急管理标准，如自然灾害、事故灾难、公共卫生事件和社会安全事件预防与应急准备、监测与预警、应急

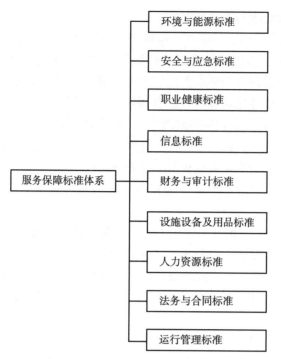

图5-4 医养结合服务保障标准体系结构图

处置与救援、事后恢复与重建。

4. 职业健康标准子体系　职业健康标准是以消除和减少服务提供过程中产生职业安全风险，针对职工从事职业活动中健康损害、安全危险及其有害因素收集、制定的标准。内容包括但不限于劳动防护、职业危害预防和纠正措施。

5. 信息标准子体系　信息标准是为信息化、文件与记录、档案、知识等管理收集、制定的标准。内容包括但不限于信息化管理标准，如信息系统的操作、运行、维护和升级以及信息采集、分析、利用与管理；文件与记录管理标准，如文件与记录的格式、编制、审核、更改和批准要求，收集、发放、标识、回收、借阅使用、作废和处置；档案管理标准，如档案的分类、收集、鉴定、整理、保管、检索和使用；知识管理标准，如专著、专利、自主知识产权等知识资源的鉴别、创造、获取、存储、共享和应用。

6. 财务与审计标准子体系　财务标准是按法律法规和标准的要求，对财务活动中的成本核算和收支等方面进行管理而收集、制定的标准，内容包括但不限于筹资、投资管理标准，如筹集资金比例评估与核算、投资项目评估与管理、成本管理；营运资金管理标准，如流动资产和流动负债管理；利润分配管理标准；财务决策管理标准。审计标准是医养结合机构以相关审计政策规定为依据，开展审计工作而收集、制定的标准，内容包括但不限于审计机构工作规则；医养结合机构内部财务审计、管理审计的程序和方法；经营风险识别、控制、规定；内部控制体系的监督检查、缺陷管理及内控评价的规定。

7. 设施设备及用品标准子体系　设施设备及用品标准是为医养结合机构服务及运

行所必需配置设施设备及用品而收集、制定的标准，内容包括但不限于设施设备及用品选购、储运、安装调试、使用与维护保养、停用改造与报废。

8. 人力资源标准子体系　人力资源标准是医养结合机构为开展人力资源规划、人才招聘与配置、人才培训和开发、员工绩效考核管理、薪酬服务管理、劳动关系管理而收集、制定的标准，内容包括但不限于组织机构及岗位设置、变更及管理、人员聘用、绩效考核、薪酬福利管理、人员培养与开发、劳动关系管理。

9. 法务与合同标准子体系　法务标准是医养结合机构为法律风险防控、法律工作体系构建等事项而收集、制定的标准，内容包括但不限于证照管理、合规经营管理、法治宣传教育管理。合同标准是医养结合机构为合同达成一致并组织实施而收集、制定的标准，内容包括但不限于合同的授权、谈判、起草、审核、评估、签订、履行、预警、纠纷处置、管控、归档。

10. 运行管理标准子体系　运行管理标准是医养结合机构为保证服务质量，对服务运行过程中的规划、设计、实施和控制进行管理而收集、制定的标准，内容包括但不限于落实国家法律法规和标准要求宜采取的管理措施；营销的组织与管理要求，客户关系管理要求；服务资源调剂与组织的一般要求；服务人员的有序组织和配备要求；工作现场各类信息沟通要求和反馈渠道要求。

（五）医养结合服务岗位标准体系

1. 结构　岗位标准体系一般可按照岗位层级划分为决策层岗位标准、管理层岗位标准、操作层岗位标准等子体系（图5-5）。

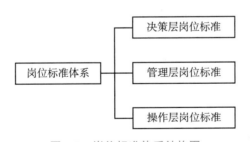

图5-5　岗位标准体系结构图

2. 决策层岗位标准子体系　决策层岗位标准是医养结合机构为确定本机构的愿景、使命、战略、方针、目标、标准体系等全局性、方向性、决策性工作而收集、制定的标准，内容包括但不限于决策层岗位应具备的组织管理和专业知识、技能和素质，决策层岗位职责，领导权、决策权、考核权、评价权、处置权、奖惩权、任免权、审批权等权限，管理内容和要求，检查与考核评价。

3. 管理层岗位标准子体系　管理层岗位标准是医养结合机构为贯彻落实决策层决策，提高医养结合机构效率，保障日常计划、医养结合机构、指挥、控制、协调工作开展而收集、制定的标准，内容包括但不限于管理层岗位应具备的业务管理和专业知识、技能和素质，管理层岗位职责，管理权、建议权、考核权、评价权、处置权、奖惩权等权限，管理内容和要求，检查与考核评价。

4. 操作层岗位标准子体系　操作层岗位标准是医养结合机构在决策层的领导及管理层的组织管理下，通过各种技术手段，落实具体执行和操作工作而收集、制定的标准，内容包括但不限于操作层岗位应具备的专业知识、技能和素质，操作层岗位职责，建议权、使用权等权限，工作内容、程序和要求，检查与考核评价。操作层岗位标准可以是书面文本、图表、多媒体，也可以是计算机软件化工作指令。

第三节　医养结合典型标准

一、医院内设医养结合机构标准

（一）医院内设医养结合机构设置标准

1. 设置基本要求　医养机构应符合《医疗机构基本标准（试行）》《老年医学科建设与管理指南（试行）》《医院内设医养结合机构管理规范》《医院内设医养结合机构等级划分与评定》中对运行管理的要求。医院应保障医养机构可持续发展，从业人员梯队完整、结构合理，岗位责任分工明确，团队协作特征鲜明，服务流程科学，服务规范、质量优良，信息资料保存完整。

2. 床单元设置　根据实际需求，兼顾发展，设置医养床位数应在20张以上。床单元设施配置应按照《医疗机构基本标准（试行）》《医院内设医养结合机构等级划分与评定》中的对应级别综合医院标准执行。

3. 科室设置　应设置老年医学科或老年病科。设置标准参照《老年医学科建设与管理指南（试行）》。应设置与老年医学科相关的科室，包括内科、医学心理科（室）、精神科、营养科、中医科、康复科（室）、药剂科、检验科、医学影像科等。有条件的医院包括专科医院可增设重症医学科、麻醉科、外科、妇科、肿瘤科、输血科（室）等，应开设独立的医养病房。

4. 人员配备　医师应是经卫生健康行政部门注册，取得临床专业执业资格，并经过相关培训，从事老年医学专业医疗服务的医疗人员。护士应是经卫生健康行政管理部门注册的医疗护理人员，并从事老年护理专业医疗服务的护理人员。老年健康照护师（含老年医疗护理员）应是经医养结合人才培训中心培训，并获得老年健康照护师（老年医疗护理员）资格证书的人员。每张医养床位应当配备老年医学科医师≥0.05名（每增加20张床位，增加1名医师），配备老年医学科护士≥0.1名（每增加10张床位，增加1名护士），配备康复技师（士）≥0.1名（每增加10张床位，增加1名康复技师），老年健康照护师（老年医疗护理员）≥0.2名。医师配备应当确保三级查房制度。有条件的医养机构应配备康复治疗师、营养师、心理治疗师、心理咨询师、临床药师、中医技师等人员。三级医养机构的医养病房主任应当具有副高级以上专业技术资格，且有老年医学科连续工作1年以上经历。二级及以下医养机构的医养病房主任应当由具备中级以上专业技术资格的老年医学科医师担任。

5. 建筑要求　整体设计应当符合无障碍设计规范（GB50763）要求。病房每张床净使用面积≥5m²，每张床间距≥1m。每个病室以2～4人为宜。两人以上房间，每张床间应当设有帷幕或隔帘。病房应当设置衣物储藏空间。有条件的可设无障碍卫生间（面积宜≥4m²），卫生间地面应满足易清洗、不渗水、地面平整、防滑和配扶手的要求。应设有室内、室外活动等区域。室外活动区域应当设休息区域，室内活动区域和走廊两侧应当设安全扶手，房门应当方便轮椅、护理床进出；设置独立功能检查用房、康复理疗用房。功能检查用房、理疗用房应当设无障碍通道。关怀室（告别室）可以不固定在一个房间，根据情况调换。

6. 设备配备　应配备呼叫装置、给氧装置、呼吸机、电动吸引器或吸痰装置、可移动多功能护理床、气垫床或具有防止压疮功能的床垫、治疗车、晨晚间护理车、病历车、药品柜、心电图机、X光机、B超、血尿分析仪、生化分析仪、消毒供应设备、电冰箱、洗衣机、洗头机及常水、热水、蒸馏水、净化过滤系统等。应配备心脏除颤仪、心电监护仪、气管插管设备、简易呼吸器、供氧设备、呼吸机、抢救车等急救设备。应配备与收治对象康复需求相适应的评估与治疗专业设备。如肢体功能评估与训练设备、认知功能评估与训练设备、语言功能评估与训练设备、心理评估设备，音乐放松治疗设备，运动治疗、物理治疗和社会心理作业治疗设备等康复治疗专业设备。应配备信息化设备，满足医养机构信息化需求。临床检验、消毒供应等设备，如果与其他合法机构签订相关服务合同，由其他机构提供服务，这类设备可不配备。

（二）医院内设医养结合机构管理规范

1. 机构设置基本要求　应当依法取得医疗机构执业许可或在卫生健康行政部门（含中医药主管部门）备案，并开设老年医学科。应提供膳食服务并取得食品经营许可证。内设医养结合机构的医疗机构，其科室设置、人员配备、设施设备配备、药品配备、信息化建设应当根据医疗机构的类型，相应地符合《医疗机构基本标准（试行）》《康复医院基本标准（2012版）》《护理院基本标准（2011版）》《护理中心基本标准（试行）》《康复医疗中心基本标准（试行）》《安宁疗护中心基本标准（试行）》《中医诊所基本标准》《中医（综合）诊所基本标准》等各级各类医疗机构基本标准的要求。

2. 基础服务管理　生活照护服务包括但不限于鼓励老年人自行完成或协助老年人完成清洁、穿脱衣物、饮食、排泄、睡眠等行为；维护老年人生活环境清洁，对环境及常用物品进行清洁消毒、进行垃圾分类和处理；为失智老年人提供生活照护，协助观察失智老年人的异常行为。基础照护服务包括但不限于为老年人进行体征观测、护理协助、风险应对；协助老年人口服或外用药物并观察记录用药反应；对环境及物品进行消毒或清洁、预防老年人常见传染病；为失智老年人提供安全的生活环境并制定应对措施；对临终老年人家属提供心理慰藉及哀伤应对、协助老年人家属处理后事。康复服务包括但不限于协助老年人进行体位转换、功能促进、认知训练；对老年人进行康复评估；示范、指导老年人开展康乐活动；应用音乐、园艺、益智类游戏等活动照护失智老年人。心理支持包括但不限于为老年人提供精神慰藉、心理辅导；与老年人及家属及时沟通。照护评估包括但不限于对老年人进行能力评估、对适老环境进行评估、对老年人康复辅具使用需求进行评估。

基础服务质量适用于《基础护理服务工作规范》等标准规范，并按要求进行质量控制。基础服务安全管理应当符合《医养结合机构服务安全基本规范》要求。不同等级医养结合机构的运营管理、服务提供、评价改进等适用于《医养结合机构等级划分与评定规范》。

3. 医疗服务管理

（1）医疗质量管理：应当按照《基本医疗卫生与健康促进法》《医疗机构管理条例》《医疗质量管理办法》等法规的要求，加强医疗服务管理，规范医疗服务行为。按有关规定成立医疗质量管理专门部门或工作小组，或指定专（兼）职人员负责医疗质量具体管理工作。遵循相关临床诊疗指南、临床技术操作规范、行业标准和临床路径等有关要求开展诊疗工作，严格遵守医疗质量安全核心制度。完善医疗安全管理相关工作制度、应急预案和工作流程，加强医疗质量重点部门和关键环节的安全与风险管理，增强医疗安全意识，落实机构内老年人安全目标。建立符合医疗机构质量管理要求的质量目标，落实医疗服务有关安全保证、质量可控的各项要求。定期对机构内医疗质量进行监测、预警、分析、考核、评估并持续改进。

（2）中医药服务管理：开展中医药服务的医养结合机构，应当根据机构规模和老年人需求状况，配备相应的设施设备，并严格执行中医药服务的各项规章制度、人员职责和技术操作规范。独立设置的中医科室的医疗机构应当按照《医疗机构基本标准（试行）》中涉及中医部分及国家相关要求进行管理。开展中医药服务的医养结合机构，应当按需评定老年人身心状况、日常生活活动能力和社会功能，制定并实施中医药服务质量评价标准、效果评价流程及风险防控预案。医养结合机构提供的中药煎煮服务应符合《医疗机构中药煎药室管理规范》要求。

（3）护理服务管理：应当开展老年医疗护理需求评估工作，建立护理评估制度和流程。具体评估工作参照《关于开展老年护理需求评估和规范服务工作的通知》（国卫医发〔2019〕48号）执行。按照《基础护理服务工作规范》《常用临床护理技术服务规范》《中医护理常规技术操作规程》等国家发布或认可的诊疗技术规范和操作规程的有关要求开展相关工作，建立分级护理管理制度，制定合理、规范的诊疗护理服务流程，建立护理目标管理责任制，制定护理管理目标。加强护理质量管理，参照《老年护理实践指南（试行）》制定并实施护理相关工作制度、技术规范和指南，加强护理人员队伍培训、考核和服务改进，持续改善护理质量。

（4）康复服务管理：开展康复服务的医养结合机构，应当根据机构规模和老年人需求状况，配备相应的设施设备，并严格执行康复的各项规章制度、人员职责和技术操作规范。独立设置的康复医疗中心应当按照《康复医疗中心管理规范（试行）》进行管理。开展康复服务的机构，应当按需评定老年人身心状况、日常生活活动能力和社会功能，制定并实施康复服务质量评价标准、效果评价流程及风险防控预案。开展康复辅具适配服务的机构，应当建立康复辅具管理制度，明确本机构配置的康复辅具目录，专人管理，做好定期检查、维修及相关记录，并指导老年人科学使用辅具。

（5）安宁疗护服务管理：开展安宁疗护服务的医养结合机构，应当参照国家及当地关于安宁疗护相关工作管理要求建立相关制度，配备专职人员。加强安宁疗护服务质量管理，参照《安宁疗护实践指南（试行）》制定并实施相关工作制度、技术规范和服务指南；加强专业技术人员培训、考核和服务改进，持续改善服务质量。建立良好的与老年人及家属沟通机制，加强与老年人及家属的积极沟通，注重人文关怀，维护老年人合法权益和生命尊严，保护老年人及家属的隐私。应当尊重老年人的宗教信仰或少数民族风俗习惯。

（6）感染防控管理：应当按照《医院感染管理办法》《中医医疗技术相关性感染预防与控制指南（试行）》及医院感染控制和消毒行业标准，加强机构内感染预防与控制工作，制定并落实相关规章制度和工作规范，科学设置工作流程，做到布局合理、分区明确、洁污分开、标识清楚，有效预防和控制院内感染。定期对机构工作人员进行培训，使其掌握有关预防和控制院内感染的消毒隔离知识，并在工作中正确运用，提高预防和控制院内感染的意识和能力。建立机构院内感染管理责任制，明确责任部门及人员，建立有效的机构院内感染监测制度，及时发现机构院内感染病例和感染暴发，采取积极有效措施，并按要求及时上报。按照《医疗废物管理条例》《医疗卫生机构医疗废物管理办法》，制定并落实医疗废物管理的规章制度、工作流程，按规定做好医疗废物分类收集、运送与暂时贮存及人员培训、职业安全防护等工作。

（7）传染病管理：应当按照《传染病防治法》等相关法律法规，建立传染病管理制度，根据传染病的流行季节、周期和流行趋势做好传染病的预检分诊、诊断转诊等工作。建立突发公共卫生事件和传染病疫情监测信息报告制度，明确责任部门和人员，承担传染病疫情报告、传染病预防控制等工作。应当建立健全常态化传染病疫情防控机制，有条件的机构可设置医学观察隔离场所，只对机构内部提供服务。发现传染病确诊病人或疑似病人时，应当按照属地管理原则，在规定时间内向所在地县级疾病预防控制机构报告。严格执行相关管理制度、操作规范，防止传染病的医源性感染和院内感染。传染病疫情发生时，应当在当地卫生健康行政部门的领导下，开展传染病防治和疫情防控等工作。具备救治能力的，可对确诊病人或疑似病人提供医疗救治工作；不具备救治能力的，应当立即上报、转诊，并做好记录。疫情期间，养老区域应当建立外部探访管理制度，加强人员出入管理，预防机构外部输入性感染，必要时可采取封闭管理措施。

（8）用药管理：应当进行多重用药安全评估，参照药品说明书，根据老年患者具体情况制定个体化给药方案。遵循有关药物临床应用指导原则、临床诊疗指南和药品说明书等合理使用药物，尊重患者对药品使用的知情权。建立日常给药管理制度，包括医嘱确认和审核要求、药品核对和清点流程及要求、抗菌药物分级管理要求、药物存放与摆放流程及要求、每日药品发放流程及要求、药物发放及服用记录等；针对自我给药的老年人，建立协助其定期检查药物供应、储存、有效期等。向老年人及家属明确说明所用药物的储存方式、给药流程和注意事项，指导老年人在正确的时间、通过正确的途径合理使用药物，告知可能出现的不良反应，出现药物不良反应时应当及时观察及处理。

（9）病历管理：应当按照《医疗机构管理条例》《医疗机构病历管理规定》《病历书写基本规范》《中医病历书写基本规范》等法规，建立患者登记及病历管理制度，病历书写及管理应当符合卫生健康行政部门有关规定。严格病历管理，任何人不得随意涂改病历，严禁伪造、隐匿、销毁、抢夺、窃取病历。除为患者提供诊疗服务的医务人员，以及经卫生健康行政部门或者医疗机构授权的负责病案管理、医疗管理的部门或者人员外，其他任何机构和个人不得擅自查阅患者病历。患者本人或其委托代理人向医疗机构提交复制或者查阅病历资料的申请并提供有关证明材料后，医疗机构应当依照规定提供病历复制或者查阅服务。机构内老年人在医疗床位和医养床位之间转换及老年人外出就诊住院均应当有记录及资料可查，相关病历应当妥善保存。

（10）辅助服务管理：医养结合机构应制定辅助服务管理制度，定期开展辅助服务质量检查，做好辅助服务质量评价。

（11）心理精神支持服务管理：制定心理精神支持服务管理制度，定期对开展心理支持服务的精神、心理专业人员及经过相关专业培训的人员进行质量检查，做好服务质量评价。

（12）失智老年人服务管理：收住失智老年人的医养结合机构，应当具备相应资质，制定失智老年人服务管理制度，定期开展失智老年人服务质量检查，做好服务质量评价。

4. 医养服务衔接管理

（1）服务有效衔接：医养结合机构应当建立医务人员、老年健康照护师、老年医疗护理员、养老护理员、管理人员、志愿服务家属等人员联动的工作机制。应当开展健康教育、保健咨询、疾病预防和慢性病管理，为老年人开展健康体检并建立健康档案。建立入住老年人日常巡查制度。医务人员应当定期查房，及时掌握入住老年人的健康状况。老年医疗护理员、养老护理员等应当每日对服务老年人巡查，准确掌握服务对象的具体情况，发现问题及时报告、处理。机构管理人员应当定期巡查，听取意见建议，及时改进管理和服务。严格执行出入院标准，入住医养床位的老年人在疾病符合入院指征的情况下方可转入医疗床位，其他情况应当按门诊就诊。入住医疗床位的老年人，病情符合出院指征应当立即转回医养床位。建立老年人危急重症的抢救与转诊制度，制订相关预案，服务人员及时识别病情危重状态，确保急危重患者及时救治和转院。可与上级或签约医疗机构建立转诊绿色通道，需要急救情况，及时转至相关医疗机构。对于纳入城乡基本医疗保险定点范围的医养结合机构，其入住参保老年人的符合条件的疾病诊治、医疗护理、医疗康复等医疗卫生服务费用纳入基本医疗保险支付范围。生活照护等基础服务费用不得使用基本医疗保险基金支付。实行长期护理保险制度的地区，失能老年人长期护理费用由长期护理保险按规定支付。医养结合机构可以开展延伸服务，为周边社区或小型养老机构老年人提供上门医疗卫生和医养服务，服务内容和要求需符合相关部门管理规定。建立老年人家属知情告知制度，确保家属全程参与老年人的医养服务决策。

（2）信息化管理：应当按要求登录全国医养结合管理信息系统，及时填报医养结合相关服务信息及数据。可依托区域全民健康信息平台建立老年人电子健康档案，根据老年人日常医养和住院医疗两种不同的需求，明确各自的管理路径，按照《医院信息平台应用功能指引》《医院信息化建设应用技术指引》等要求建立信息系统，确保"医""医养"互换时信息准确切换并及时更新。可建立老年人健康信息管理系统，实现老年人门诊、急诊、住院病历、日常巡查记录、医养服务记录等资料的信息化管理及信息共享、业务协同和综合管理等功能，同时注意保护老年人个人隐私不被泄露。可按照《全国医院信息化建设标准与规范》《全国基层医疗卫生机构信息化建设标准与规范》等要求，加强基于电子病历的医院信息平台建设，还可以建立预约诊疗系统、分级诊疗系统、远程医疗系统等互联共享老年人健康信息。充分利用信息化手段开展服务质量管理与控制，不断完善相关制度。

5. 运营管理

（1）人力资源管理：应当建立健全人力资源管理相关制度，安排专人负责人力资源管理工作。根据机构类型和相关规定进行部门设置和人员安排，根据老年人医养服务需求合理设置工作和服务人员配比。机构主要负责人应当具有丰富的机构运营管理经验，有较强的组织领导、沟通协调、经营管理、应急处理能力。医养服务的负责人应当具备相关专业知识和技能，熟悉分管业务和管理流程。医务人员应当持有相关部门颁发的执业资格证书，并符合国家相关规定和行业规范对执业资质和条件的要求。老年健康照护师、老年医疗护理员、养老护理员、老年人能力评估师应当经相关培训合格后上岗。康复治疗师、心理咨询师、营养师、社会工作者等相关人员应当持有相关部门颁发的资格或资质证书。餐饮服务人员上岗前应当进行包含常见传染病的健康体检和卫生知识培训，取得健康合格证，上岗后至少每年进行1次健康体检。按照相关行业标准和规范建立人员培训和考核管理制度。制定并落实工作人员岗前培训和在岗培训计划，加强职业道德教育，使工作人员具备与本职工作相关的专业知识，落实相关管理制度和工作规范。建立各类专业技术人员专业技术培训档案，定期组织参加继续教育培训。

（2）财务管理：应当建立健全各项财务制度、资产管理制度、作业流程，明确财务各岗位工作职责。执行国家的财务会计制度，依法纳税，完善财务组织架构，规范财务职能。

（3）行政办公管理：应当按照办公室行政管理制度执行相关考勤管理、印信使用、物品管理、合同管理等制度。建立服务信息管理制度，在机构内醒目位置公布服务管理信息，包括但不限于：服务资质、服务管理部门设置、服务管理专业技术人员资质、主要服务项目及流程、收费标准。

（4）后勤管理：应当建立维修检修管理制度，设施设备定期检测维护，建立设施设备维护流程规范以及应急预案。制定环境管理方案并严格执行，做好垃圾、污水、绿化以及卫生保洁管理。做好废弃物监测管理工作，并做好记录。配备厨房、洗衣房、垃圾处理场所（存放点）等服务运营需要的后勤保障设施设备，严格按照相关管理规范操作。遵循《公益事业捐赠法》及相关要求，如收到捐赠物品或现金，应当做好捐赠物品及现金登记、分配及管理。

（5）档案管理：应当做好各类文件、档案、资料的收发、整理、立卷、保管、存档等工作，建立保密机制，各类资料保存完整，及时分类归档。医疗档案资料保存及期限根据国家相关规定执行。

（6）外包服务管理：对于有外包服务的医养结合机构，应当建立外包服务监督管理机制，对于本机构委托第三方服务的项目应当核实其服务资质，按规定签订外包合同，并加强监督，以确保服务质量。

（7）签约及投诉管理：医养结合机构应当按照相关要求对入住老年人进行入院体检，开展相关评估，签订服务协议，明确违约责任、意外伤害责任认定和争议解决方式。在服务过程中，医务人员及服务人员应当将老年人的身体状况、病情、医疗措施、服务内容及风险等如实告知老年人及家属，视情况签订知情同意书。老年人如需进行手术、特殊检查或特殊治疗时，医务人员应当取得老年人或其家属同意。鼓励有条件的医疗机构按照法律规范和有关规定为医务人员建立补充保险，购买医疗责任险，鼓励医养结合机构购买综合责任保险，鼓励入住的老年人投保意外伤害险，保障老年人人身安全。建立投诉处理规范，明确服务投诉的处理流程，确保投诉得到及时、准确、合理的解决，提升服务质量。若发生医疗损害或纠纷，由医疗卫生机构按照《医疗纠纷预防和处理条例》等相关法律、法规规定处理。发生养老服务纠纷，按照民政部等有关部门关于规范医养结合机构的服务行为、做好服务纠纷处理工作的要求处理。

（8）收费管理：医疗服务和养老服务应当按照有关规定收取费用，公示收费项目、标准、服务内容等信息，确保老年人的知情权、选择权。收取费用时应当提供费用清单并出具收据。

6. 安全管理　安全管理制度应当包括但不限于安全责任制度、安全教育制度、安全操作规范或规程、安全检查制度、事故处理与报告制度、突发事件应急预案等。医养结合机构要严格落实消防安全责任和各项安全制度，应当明确安全管理部门及人员的职责、权限、工作内容、工作流程，建立健全岗位操作规范，实行安全管理责任制。

（1）突发事件应急管理：突发事件类型包括但不限于火灾，公共卫生事件，自然灾害，老年人自伤、跌倒、噎食、窒息、误吸、坠床、走失、烫伤等。应当明确机构内部应急管理责任人及相关人员，制定应急预案，内容包括但不限于突发事件类型、职责分工、处置原则、处理流程、工作要求等。发生重大突发事件时，应当按要求及时向主管部门和地方应急管理部门报告。发生疫情，应当按要求及时向机构属地疾病预防控制机构和上级主管部门报告。明确发生安全事件时，组织应对、报告、参与、求助外援、提供物资、善后处理等部门及人员职责分工。

（2）安全巡查管理：应当建立每日每班巡查与每月全面排查安全隐患等制度，要明确巡查和排查的内容，发现问题及时整改。

（3）出入与人身安全管理：应当明确人员出入机构的要求，建立入住老年人离开机构以及外来人员进入机构的相关管理规定，并在机构走廊、大厅、入口等公共区域安装视频监控设备。应当对故意伤害、走失、交通安全等重点安全问题进行监管，并对服务中涉及的有关人身安全问题进行安全评价，实施有效防范和监管。

（4）消防安全管理：机构内设施应当满足国家消防安全相关法律法规、标准规范要求，配备相应消防设施，定期开展消防演练和应急预案演练。应当建立定期检查、自查自纠及第三方评估等消防安全管理制度，并对日常消防安全管理进行安全评价。应当完善防火灾责任考核评估制度，明确安全教育和演练的重点内容、演练的频次、员工和入住老年人的参与率。

（5）食品安全管理：遵守国家食品安全相关法律法规和食品安全标准规定，达到食堂周边卫生环境管理和食品安全相关要求。建立健全食品安全管理制度，并严格按照食品安全相关规定进行管理。

（6）财产安全管理：遵守国家相关法律法规要求，建立相应的财产安全内控管理制度。对偷窃、贪污、挪用公款、职务侵占、非法集资、违规销售保健品等重点安全问题进行有效监控和防范。

（7）信息安全管理：应当建立各类信息互通、保密、保管、备份和档案资料保管制度；应当严守国家保密法和保密守则，不泄密，确保信息安全。

（8）设施设备安全管理：应当建立保养和更新设施设备的相关制度，包括电气线路设备安全、燃气管道和日常生活用具安全、健身器材安全、建筑安全等。

（9）安全教育与培训：机构内应当建立安全教育与培训制度，明确安全责任人和安全管理人员，负责开展机构内安全教育和培训，重点对老年人及其照护人员进行重点安全问题预防知识教育。安全教育与培训内容包括但不限于：安全工作涉及的法律法规和规章，本部门或岗位的安全管理制度和操作规范或规程，设备设施、工具和劳动防护用品使用、维护和保养知识，安全事故的防范意识、应急措施和自救互救知识应急预案的演练，法律法规规定其他内容。

7. 管理质量控制　管理质量控制包括但不限于基础服务管理质控、医疗管理质控、护理服务质量评定、康复服务质量评定、心理精神支持服务质量评定、健康管理服务质量评定、环境卫生服务质量评定、文娱服务质量评定等。设置相关质控人员负责不同的质控内容，完成日常质控，并配合主管部门或第三方开展质控工作。评价工作应成立由主要领导牵头，相关部门参加的医养结合机构管理质量领导小组。建立医养结合机构管理测评制度，每年至少进行一次管理质量控制调查。各级质量管理监督部门、行政主管部门或指定的第三方都可以定期和不定期组织医养结合机构管理质量控制监督行动。根据评价结果，由医养结合机构质量管理领导小组针对存在的问题，分析其原因，制定整改方案，跟踪整改措施的落实情况，进行持续改进。对各级质量管理监督部门、行政主管部门或指定的第三方在医养结合机构管理质量控制监督行动中提出的意见，制定整改方案并持续改进。

（三）医院内设医养结合机构等级划分与评定

1. 等级划分　医养机构分为三级，可参考医院等级划分。参照《综合医院分级管理标准（试行）》规定执行。等级越高，表示医养机构建设规模、设施设备、环境布局、运营管理、服务内容和服务质量等方面越强。

2. 等级标识　等级标识用文字挂牌展示。如一级甲等医养机构。等级标识实行统一管理。对符合标准的医养机构由评定机构颁发铭牌。等级标识的有效期3年（自颁发证书之日起计算），到期应向评定机构申请复核。

3. 基本要求　申请机构应符合《医养结合机构管理指南（试行）》《老年医学科建设与管理指南（试行）》《医院内设医养结合机构管理规范》的要求。

4. 基本条件　取得医疗执业许可证并开设老年医学科或老年病专业的各类医院（含社区医院、乡镇卫生院）。具有20张以上医养结合床位的医养结合病房。提供医养结合服务3年以上。

5. 等级评定

（1）评定原则：要求做到全面客观，质量为重，注重实效，独立公正。

（2）评定方法：等级评定总分为1000分，包括环境100分、设施设备150分、运营管理150分、服务600分，评分时按"优秀""良好""一般""较差"打分并计算得分。医养机构基础等级由医院等级决定。一级医院内设医养机构最高等级为一级，二级医院内设医养机构最高等级为二级，三级医院内设医养机构最高等级为三级，向下兼容。医养机构评定得分不低于600分且每一分项得分不低于该项总分60%的，为一级医养机构；医养机构评定得分不低于800分且每一分项得分不低于该项总分80%的，为二级医养机构；医养机构评定得分不低于900分且每一分项得分不低于该项总分90%的，为三级医养机构。医养机构评定得分低于600分的医养机构，不予定级。熟悉有关法律和政策，熟悉医养结合服务工作，经等级评定培训合格。具有维护评定工作客观、公平、公正的职业道德与操守。参与等级评定工作之前应向有关方面申明利益相关性。

二、医养结合服务标准

（一）医养结合服务基本标准

1. 地点要求　开展医养结合服务的居家、社区、养老机构、医养结合机构等地点要符合法律法规的规定。

2. 服务人员资质要求　医护人员应当持有相关部门颁发的执业资格证书，并符合国家相关规定和行业规范对执业资质和条件的要求。其他医养结合服务人员如老年健康照护师、医疗护理员、养老护理员等应当经相关培训合格，持有相关部门颁发的职业资格证书。餐饮工作人员应当持有健康证。

3. 服务人员行为要求　医护人员行为规范要符合《医疗机构从业人员行为规范》。其他医养结合服务人员行为规范按照法律法规和行业标准规范等相关要求执行。在服务过程中注重保护老年人的隐私与权利。

4. 联动工作机制 建立医养结合服务人员及相关协助人员联动工作机制。有条件的机构建议增设协调员岗位。搭建医养结合信息化管理系统，建立居家、社区、机构共同参与的医养结合信息联动机制。

（二）医养结合服务内容标准

1. 基础服务 主要包括评估服务和生活服务。评估服务要求有明确的评估制度与流程，评估团队由经过培训的医生、护士、治疗师、照护人员、护工等至少2人组成；评估内容包括但不限于生活自理能力、精神心理状况、感知觉与沟通、社会参与功能等内容；评估至少要有入住评估、出院或转出评估、病情变化评估、阶段评估。生活服务适用GB/T 29353、GB/T 35796、GB/T 37276等要求。

2. 医疗服务 主要包括定期巡诊服务、老年人常见病及多发病的诊治服务、急诊救护服务、危重症转诊服务、安宁疗护服务、健康管理服务、健康教育和健康知识普及服务、中医药服务、护理服务、康复服务、辅助服务、心理精神支持服务、失智老年人服务。

（三）医养结合服务质量控制标准

1. 基本要求 服务质量控制包括但不限于医疗服务质控、老年护理服务质量评定、生活照护服务质量评定、心理精神支持服务质量评定、健康管理服务质量评定、环境卫生服务质量评定、文娱服务质量评定等。设置相关质控人员完成日常质控，并配合主管部门或第三方开展质控工作。

2. 服务评价与改进 成立由医生、护士、照护人员、志愿者、家属等人员组成的服务质量管理小组；由服务质量管理小组开展定期的针对医养结合服务对象（包括家属）的访谈，了解并征求其对医养结合服务质量的意见和建议，了解其需求。由服务质量管理小组制定自我评价体系，内容包括工作效率、员工积极性、技术实施、服务连续性、流程合理性等。由服务质量管理小组建立服务质量满意度测评制度，每年至少进行一次服务质量满意度调查。各级质量管理监督部门、行政主管部门或指定的第三方都可以定期和不定期组织医养结合服务质量监督行动。根据服务对象访谈及工作人员自我评价等结果，由服务质量管理小组提出存在的问题并分析其原因，制定整改方案，跟踪整改措施的落实情况，进行持续改进。对各级质量管理监督部门、行政主管部门或指定第三方在医养结合服务质量监督行动中提出的意见，制订整改方案并持续改进。

三、老年医疗护理员标准

（一）人员要求

1. 应具有完全民事行为能力，无犯罪记录及不良从业记录。

2. 应具有初中及以上学历，且年龄在18周岁以上。

3. 应体检合格，持有二级及以上医疗机构出具的本人近3个月内的健康体检证明，无精神病史，无传染性疾病，无影响履行照护职责的疾病。

4. 应具有职业责任感和职业道德，关爱、尊重、理解、包容和支持老年人。

5. 应具有清楚的语言表达和沟通能力，表达准确，解释耐心。

（二）资质要求

老年医疗护理员应当持有相关部门颁发的初中以上毕业证书或护理相关专业职业资格证书，并符合国家相关规定和行业规范对执业资质和条件的要求。

1. 了解并掌握相关法律法规、规章制度。

2. 具备良好的职业道德、协作意识和人文关怀素养。

3. 熟悉医疗机构、医养结合机构、护理院、养老机构等相关规章制度和医疗护理员岗位职责。

4. 掌握老年人生活照护的基本知识和技能。

5. 掌握消毒隔离的基本知识和技术。

6. 掌握与老年人沟通技巧和方法，常见心理问题的应对，异常心理行为的识别和应对措施。

7. 掌握老年人的生理、心理照护特点。

8. 掌握体温、脉搏、呼吸、血压等生命体征正常值。

9. 掌握老年人的常见疾病的照护要求。

10. 掌握老年人生活照护内容及要求。

11. 掌握老年人的营养需求和进食原则。

12. 掌握老年人常见疾病使用药物的注意事项（包括中药等常用药物服用的基本知识和方法）。

13. 掌握基础的康复护理技术。

14. 掌握常用辅助用具的安全使用方法。

15. 掌握老年人终末期安宁疗护的相关知识与基本技术。

16. 具备安全意识，掌握安全防护、急救的基本知识和技术。

（三）培训与考核

1. 培训　需经医院培训。可采用理论和实践相结合的培训方式。培训总时间不少于150学时，其中理论培训不少于50学时，实践培训不少于100学时。

2. 考核　经老年医疗护理员理论知识和实操考核合格者，颁发老年医疗护理员证书。老年医疗护理员证书信息在医院网站发布。按照医院规定，定期参加院内老年医疗护理员资质认证考核。具有老年护理资质的专业人才提出申请，可直接颁发老年医疗护理员证书。

（四）质量管理

1．建立相应管理制度，明确老年医疗护理员的工作职责和职业守则，制定服务规范。要指定专职部门和人员负责管理，定期对老年医疗护理员进行在岗培训和能力评估。

2．建立管理部门及特定人员负责管理。

3．成立由医生、护士、志愿者、家属等人员组成的服务质量监督小组。

4．制定老年医疗护理员的管理制度，包括但不限于其工作职责、职业基本守则，岗前及在岗培训等内容。

5．针对老年医疗护理员服务质量进行考核，考核内容包括但不限于前文所述职业要求、技能要求、培训计划、考核标准等。

6．由服务质量管理小组开展定期的针对老年医疗护理员服务对象（包括家属）的访谈，了解并征求其对服务质量的意见和建议，了解其需求等。

7．由服务质量管理小组建立服务质量满意度测评制度，每年至少进行一次服务质量满意度调查，满意度合格率应达90%以上。

8．获得老年医疗护理员证书后，若有虐待老人、照顾老人不尽责过失致老人受损伤或者其他违法违规行为，将取消其所获证书资质并在老年医疗护理员注册网站上予以通报公示。

思考题

1．卫生健康标准化的任务有哪些？

2．医养结合标准体系由哪些方面构成？

3．我国医养结合标准化建设的基本现状如何？面临着哪些问题与考验？

第六章

医养结合支付体系

随着人口老龄化问题的加剧，政府、保险公司以及社会福利机构等在医养结合服务支付中发挥着越来越重要的作用，通过制定政策、提供服务和管理资金等方式来支持医养结合服务开展，减轻老龄化带来的社会负担。医养结合支付体系是针对老年人健康和医养结合服务的各类社会保障体系，主要包括医疗保险、长期护理保险、养老保险、老年救助和机构补贴等内容。这些保障有助于满足人口老龄化和医养结合服务需求，提高社会保障的全面性和可及性，满足他们在生活中面临的各种风险和需求，更好地应对老年人口增加所带来的挑战。

第一节 长期护理保险

长期护理保险制度是一项与养老保险、医疗保险并列的新型社会保险制度，其核心是为失能人员提供基本生活照料和医疗护理服务所需要的资金与服务。目前我国正面临严重的人口老龄化和少子化问题，家庭规模逐年变小，失能人群家庭负担较重，探索建立长期护理保险制度是一项实实在在的惠民工程。

一、长期护理保险的基本概念

（一）长期护理保险的定义

长期护理保险（也被称为社保"第六险"）主要是指针对因年老、患病或伤残而导致个体无法自理生活，需在家中或疗养院接受治疗并由专业人员陪护所产生的费用而设立的一项保险。一般情况下，长期护理的时间跨度较长，可能为半年、一年、几年甚至更长，其目的在于尽可能延长个体的身体机能，而并非以治愈为主要目标。长期护理保险覆盖的主要范围包括支付老年人的日常照顾费用，以及由于患病或伤残引起的日常照顾费用。这种保险通常涉及家庭照料和机构照料两个方面。与医疗险的区别在于，医疗险主要关注医疗治疗所需费用，而长期护理保险主要用于覆盖一般生活照料的费用，一般不包括医疗干预。

（二）长期护理保险的功能

1. 经济风险转移　长期护理保险可以为个体提供经济保障，转移因年老、疾病或伤残导致生活无法自理的风险。当被保险人需要长期照护时，长期护理保险能够为其提供相应的经济补偿，从而减轻家庭和个人的经济压力。

2. 社会保障补充　长期护理保险是对社会保障制度的补充。它提供了额外的保障，使得那些因年老、疾病或伤残导致生活无法自理的人能够得到必要的照护服务。这种保障不仅包括经济上的补偿，还包括对被保险人生活质量的提升。

3. 促进家庭与社区支持体系的完善　长期护理保险不仅关注个体，还关注整个家庭和社区的支持体系。它鼓励家庭成员和社区成员更多地参与和支持被保险人的生活照护，从而增强家庭和社区的凝聚力。

4. 政策引导与市场机制的结合　长期护理保险通过政策引导和市场机制的结合，推动养老护理服务的发展。保险公司通过提供长期护理保险产品，为被保险人提供护理服务或护理费用保障，同时发挥市场机制的效率优势，提高养老护理服务的质量和效率。

5. 促进健康老龄化　长期护理保险不仅关注老年人的身体健康，还关注他们的心理健康和社会参与。通过提供必要的照护服务，长期护理保险能够帮助老年人保持身体健康，提高他们的生活质量，同时促进社会对老年人权益的尊重和保护。

（三）长期护理保险的目标

1. 减轻医疗系统压力　通过为老年人提供必要的照护服务，长期护理保险能够分担部分医疗资源的压力，提高医疗资源的利用效率。

2. 提高生活质量　通过提供必要的照护服务，长期护理保险能够帮助老年人解决日常生活中的困难，提高他们的生活质量。

3. 增强社会稳定性　它通过提供必要的经济保障和照护服务，帮助老年人解决生活中的困难，从而增强社会的凝聚力和稳定性。

4. 促进社会公平　它为不同收入水平的老年人提供平等的保障机会，使得所有人都有机会获得必要的照护服务。

5. 应对人口老龄化　随着人口老龄化的加剧，老年人的照护需求不断增加。长期护理保险能够为老年人提供必要的经济保障和护理服务，减轻家庭和社会的负担。

二、建立长期护理保险制度的意义

（一）建立长期护理保险制度是国家要求

2016年6月，国家卫生健康委员会和民政部联合开展了医养结合试点工作，人社部发布《关于开展长期护理保险制度试点的指导意见》，并开始在青岛、南通、广州等15个城市进行试点，三年来取得良好的社会效果。济南、郑州、无锡等城市纷纷自行试点，目前试点城市已经达到50余个，并且还有扩大的趋势。2019年3月，政府工作报告中提出要"扩大长期护理保险制度试点，让老年人拥有幸福的晚年，后来人就有可期的未来"。4月，国务院办公厅发布《关于推进养老服务发展的意见》，提出要建立健全长期照护服务体系，推动形成符合国情的长期护理保险制度框架，为长期护理保险制度的定位指明了方向。6月，国务院出台《关于实施健康中国行动的意见》，特别提出实施老年健康促进行动，"健全老年健康服务体系，完善居家和社区养老政策，推进医养结合，探索长期护理保险制度"。这一系列政策举措说明，建立长期护理保险制度势在必行。

（二）建立长期护理保险制度是老龄事业发展动力

1. 解决"社会性住院"问题 我国现行的社会基本医疗保险制度主要是为被保险人的住院就诊、门诊大病治疗的费用提供保障，被保险人的家庭、社区、医养结合机构等的医疗护理费用则不能得到补偿。为了减轻经济负担，获得更好医疗条件，有长期护理服务需求的老年人往往选择入住医院来代替家庭护理和入住医养结合机构，这不仅使基本医疗保险支出急剧上涨，还导致有限的医疗资源被长期占用，得不到合理分配。为了减轻基本医疗保险的支付压力，减少"社会性住院"现象，以使有限的医疗资源得到合理配置，迫切需要建立独立的长期护理保险制度，推动建立长期护理保险制度建设成为重要的政策选择，满足人民群众特别是失能老年人的长期护理保障需求。

2. 推进社会资金带动照料护理及相关产业发展 我国照料护理消费市场巨大，根据测算，60岁以上失能人口每年护理费用高达3.76亿元，如实施长期护理保险，将有利于社会资本投资建设护理院及相关产业，同时也会盘活现有资源。

3. 促进就业和再就业 医养机构是长期护理保险的服务供给主体，医养机构需要专业的护理人员，2018年，我国失能老人约4409.9万人，若按照国际上失能老人与护理员3∶1的配置标准推算，我国至少需要1469.9万名护理员，这些护理员需要专门的业务培训，这将催生一批专业的培训机构，因此，对相关专业大学生就业和"4050"困难人群的再就业具有极大的促进作用。

（三）建立长期护理保险制度是百姓需要

1. 老年人口护理需求较大 随着年龄的增长，老人的各项生理功能逐渐退化，自理能力不断下降，罹患心脑血管疾病、糖尿病及精神类疾病的概率越来越大。人口老龄化和高龄化程度的持续加深使失能、半失能老人规模不断扩大，入住医养结合机构的失能老人增多，老年人口的护理需求不断攀升，开展长期护理保险制度刻不容缓，尤其是失能老年人的长期护理需求。

2. 传统养老模式遭遇挑战 新中国成立以来，我国家庭规模的总趋势不断缩小，1953年家庭规模平均为4.30人，1964年为4.29人，1982年为4.41人，1990年为3.96人，2000年为3.44人，2010年为3.10人，2020年只有2.62人。在家庭规模小型化的过程中，产生了大量的单亲家庭、单身家庭、独生子女家庭和独居老人家庭。不断趋于小型化的家庭结构，给处于中间一代的家庭成员带来极大的压力，他们不仅要赡养父母、抚养子女，还要承担工作压力，一旦家中有老人出现失能情况，子女既没有时间和精力对老人进行长期照料，也难以承担长期高昂的护理费用，这意味着传统的家庭养老模式不再适用，一旦失能，承担高昂的养老护理费用将变得困难。

3. 家庭养老经济负担较重 中国作为发展中人口大国，由于受生产力及经济社会发展水平的制约，人口老龄化始发相对较晚，老龄化率的上升大致始于1964年。但由于生产力及经济社会发展与人口生育控制政策的双重作用，使人口转变提前完成，人口老龄化快速发展。

三、我国部分试点地区的实践经验

长期护理保险与医疗保险制度不同，虽然按国际惯例和医保统一集中管理，但其筹资、待遇、服务、管理等均有不同，是一个全新的制度探索。从试点之初，护理保险制度就作为一项独立险种单独设计、单独筹资、单独建账，拓宽筹资渠道和保障项目。目前，我国大部分地区将重度失能人员作为长期护理保险保障对象，部分地区在此基础上拓宽了保障对象的范围，如苏州市和南通市将保障对象扩展到中度失能人员。成都市的主要保障对象为重度失能人员，且将其划分为重度一级、重度二级和重度三级，拟将失智人员纳入保障对象的范围。上海市的保障对象覆盖照护二级至照护六级的失能人员。

（一）参保范围与保障对象

根据《关于开展长期护理保险制度试点的指导意见》，试点阶段的长期护理保险制度原则上主要覆盖职工基本医疗保险。在试点地区中，上饶、承德、安庆等城市，只覆盖城镇职工基本医疗保险参保人；南通、成都等地，将所有城乡居民基本医疗保险参保人纳入进来，上海市增加了年龄划分标准，将长期护理保险的参保范围界定为60岁以上的职工医保退休人员或居民医保参保人；广州市针对重度失能和中度失能伴随中重度痴呆的人，不受年龄限制，补助水平也远高于其他城市。长期护理保险的重点保障对象是长期重度失能人员，但从保障范围来看，不同地区各有侧重。南通、承德、成都等地以失能程度为标准，将重度失能人员纳入保障范围；南通将重、中度失能人员均列为长护险保障对象；上海则以年龄和失能等级为依据，规定60岁以上且失能评估结果为二至六级且在评估有效期的老年人为保障对象。

（二）资金筹集与收支标准

长期护理保险制度设计的重要一环在于资金筹集，试点地区或单一筹资，或多元筹资。单一筹资渠道是从医保基金按一定比例进行划拨，比如青岛和上海，个人和单位暂不缴费；多元筹资渠道是指资金来自医保、财政、单位、个人、福彩公益金和社会捐助中的几种，如南通、广州等地制定了基本生活照料服务项目包和医疗护理服务项目包，将有限的资金用在最需要的群体身上，切实减轻失能人员家庭经济和照护负担。建立了政府补助、医保统筹基金以及个人缴费相结合的多渠道筹资机制，这种多元化的筹资方式有助于分担经济负担，确保基金的充实。主要有按比例筹资和定额筹资两种，如成都属于按比例筹资，划分40岁以下、40岁至退休、退休以后3个年龄阶段，每个阶段按照不同的比例缴费，个人缴纳部分的比例分别是0.1%、0.2%和0.3%，类似的还有承德、荆门等地；定额筹资的代表是南通市，筹资标准为每人每年100元，其中个人缴纳30元，医保基金筹集每人30元，财政补助每人40元，对待特殊人群由政府全额补助，无须个人缴费。在长期护理保险支付标准上，各地也各有千秋。有定额包干支付，如上饶和南通，南通市的长期照护保险采用了定额结算方式，以确保支付的标准化。也有按比例支付，比如上海。南通定额支付标准：医疗机构重度70元/日，中度30元/日；医养结合机构重度50元/日，中度30元/日；居家补贴重度15元/日，中度8元/日。上海市在机构的轻度20元/日，中度25元/日，重度30元/日，支付比例85%；居家轻度3小时/周，重度5小时/周，重度7小时/周，执业护士80元/时，护理员65元/时（医疗照护），支付比例90%。

（三）长期护理保险服务特点

在经办服务中，全国各地进行了多元化探索，取得突破性进展。南通市采用第三方经办模式，将长期照护保险委托给第三方机构进行经办服务，实行合同合作方式。根据2016年的运行情况，基金的利用率逐年提高，使更多失能人员能够受益，尤其是失能老年人的长期护理需求。广州市制定了基本生活照料服务项目包和医疗护理服务项目包，将有限的资金用在最需要的群体身上，切实减轻失能人员家庭经济和照护负担。建立了长期护理保险日常服务质量评价指标体系，定期对长护定点机构和商保公司进行考核，结果与清算直接挂钩。有效提升商保公司和长护定点机构服务管理水平。

四、长期护理保险制度的优化路径

（一）加强顶层设计，建立完善的长期护理保险制度框架

长期护理保险制度作为社会保障体系的重要组成部分，需要政府加强顶层设计，从全局角度进行规划。首先，要明确长期护理保险的定位和发展目标，确定其与医疗保险、社会救助等其他社会保障制度的关系。其次，要制定科学的长期护理保险政策，包括保障范围、参保缴费、待遇支付、护理需求认定、服务机构管理等方面的规定。最后，要建立完善的监管机制，加强对长期护理保险市场的监管，保障市场秩序和公平竞争。

（二）创新筹资模式，实现多元筹资渠道

长期护理保险制度的可持续发展需要稳定的资金支持。除了传统的政府财政补贴和个人缴费外，可以探索其他筹资渠道。例如，可以通过税收、优惠等政策鼓励企业和个人购买长期护理保险；可以引入商业保险公司参与长期护理保险的经办和运营，发挥其专业优势；还可以通过发行长期护理保险债券等方式筹集社会资金。在筹资过程中，要注重公平性和可持续性，避免给企业和个人带来过大的负担。

（三）完善法律法规，为长期护理保险制度提供法律保障

完善的法律法规是长期护理保险制度顺利实施的重要保障。一方面，要制定专门的《长期护理保险法》等法律法规，明确长期护理保险的相关规定和要求，规范市场行为。在已有法律对老年人权益保护的基础上，加强维护失能老人的合法权益。另一方面，要建立健全的执法和监督机制，加大对违法行为的惩处力度，确保法律法规的有效执行，

让法律为长期护理保险制度顺利运行保驾护航。

（四）加强宣传教育，提高公众对长期护理保险的认识和参与度

长期护理保险制度的实施需要广泛的社会参与和支持。政府和社会各界要加强对长期护理保险的宣传教育力度，通过各种渠道和形式向公众普及长期护理保险的知识和意义，提高公众的认识和参与度。同时，要加强与媒体的沟通合作，发挥媒体的力量，传递长期护理保险的正能量和社会价值，营造良好的社会氛围。通过逐步完善我国长期护理保险制度，实现其稳定可持续发展，不仅有助于应对人口老龄化带来的挑战，更有助于促进社会公平和保障人民群众的公共利益。

第二节　养老保险

养老保险是社会保障制度，通过政府、雇主和个体协作，在退休或年老时提供经济支持，确保老年人有稳定的经济来源。其核心包括储蓄和分配功能，参与者工作时缴纳保费形成养老基金，退休时获得分配。此制度通过风险共担，避免个体面临突发事件导致的贫困，并通过长期投资，保障足够的资金积累。养老保险还促进社会公平，减小贫富差距，提高老年人整体福祉水平。

一、基本概念

（一）养老保险的基本概念

养老保险是一种由国家、雇主和个人缴纳保费，为工作人员在退休后提供经济支持的制度。养老保险是社会保险的一种，通过相关制度为劳动者提供养老后的保障，其目的在于增强劳动者抵御老年风险的能力，同时填补家庭养老的不足。

（二）养老保险的内涵

养老保险的基本概念涵盖了三个支柱：第一支柱为基本养老保险，由政府主导、全民参保，旨在确保基本养老金待遇的覆盖；第二支柱是企业年金和职业年金，由雇主和员工共同缴纳，用于个人账户积累养老资金；第三支柱则包括个人储蓄和商业养老保险，为个人提供额外的储蓄养老金计划。这一体系的目标是在工作生涯中不断积累养老金，以在退休后保障个体经济需求。

二、养老保险的特征与功能

（一）养老保险的特征

1. 普遍性　人们对养老保险的广泛需求源于对解决老年风险的迫切需求。随着家

庭规模减小、社会保障功能减弱以及市场竞争导致各类风险集中和多元化，任何人都无法确保自己的晚年免受风险影响。

2. 长期性 养老保险通常是在劳动者年轻时参与，直至达到退休资格后办理退休手续开始领取，一直维持到退休者生命结束。缴费周期可长达数十年；领取时间也相当长，从十几年到数十年不等。

3. 强制性 国家通过立法，强制用人单位和劳动者个人必须依法参加养老保险，履行法律所赋予的权利和义务，缴纳养老保险费，待劳动者到达法定退休年龄时，可向社会保险部门领取基本养老金，享受基本养老保险待遇，保障退休以后的基本生活。

（二）养老保险的功能

1. 提供财务支持 透过支付养老金，该体系有助于填补个体失去工资收入的差距，确保他们在晚年时能够保持基本的生活水平。

2. 分担风险 养老保险通过社会化的途径共同分担个体在养老方面所面临的风险。这意味着整个社会一同为养老金支付提供支持，从而减轻个体在退休时面对不确定性的负担。

3. 促进社会公平和公正 所有参与工作的人都被要求缴纳保费，并在退休时享有相应的养老金待遇。这有助于缓解老龄化可能带来的社会不平等问题。

4. 长期规划鼓励 养老保险鼓励个体进行长期规划，通过缴纳保费来积累养老金，以在退休时获得足够的财务支持。这有助于个体在晚年更好地规划生活和财务状况。

5. 助力社会经济稳定 养老保险有助于社会经济的稳定。通过为退休人员提供财务支持，减少了因大量退休人口可能导致的社会和经济不稳定的风险。

6. 多层次养老保障 养老保险体系通常采用三支柱结构，包括政府提供的基本养老保险、企业年金和职业年金，以及个人储蓄和商业养老保险。提供了多层次的养老安全网，更全面地覆盖了个体的需求。

三、社会养老保险

（一）城镇职工基本养老保险

1. 参保范围 包括城镇企业单位职工、个体劳动者、按公务员法管理的单位、参公机关事业单位及其编制内工作人员。

2. 资金筹集 单位和个人合作缴费。单位缴纳总工资的16%，存入统筹账户；职工个人缴费工资的8%，存入个人账户。个人账户按国家统一利率计算利息，免征利息税，属于职工个人所有，可继承；城镇个体工商户和灵活就业人员参加基本养老保险，缴费基数按当地上年度在岗职工平均工资划分若干档次，缴费比例为20%。其中8%记入个人账户，退休后按企业职工基本养老金计发规定计发基本养老金。

3. 领取条件 享受基本养老保险金需满足两个条件：达到国家法定退休年龄和在基本养老保险覆盖范围内并缴费期限满15年。养老金包括社会统筹基金中的基础养老金和个人账户中的养老金。个人缴费年限不满15年，退休后不享受基础养老金待遇，个人账户储存额一次性支付给本人。不同参工时间的职工有不同规定，考虑政策衔接性和过渡性。

4. 待遇支付　基本养老金包括基础养老金和个人账户养老金，采用"新人新制度，老人老办法，中人逐步过渡"的方式。基础养老金按当地上年度在岗职工月平均工资和本人指数化月平均缴费工资的平均值为基数，每满1年缴费发放1%。个人账户养老金按个人账户储存额除以计发月数，计发月数根据职工退休时城镇人口平均预期寿命、本人退休年龄、利息等因素确定。对于"中人"，在基础养老金和个人账户养老金基础上，再发放过渡性养老金。对于"老人"按照国家规定发放基本养老金，同时执行基本养老金调整办法。

（二）城镇居民基本养老保险

1. 参保范围　参保对象包括年满16周岁（不包括在校学生）、非国家机关和事业单位工作人员，以及不在职工基本养老保险制度覆盖范围内的城乡居民。

2. 资金筹集　资金主要由个人缴费、集体补助、政府补贴等组成。每位参保居民都有个人账户，记录个人缴费、地方政府的缴费补贴、集体补助以及其他社会经济组织、公益慈善组织、个人对参保人的缴费资助，这些都记入个人账户。个人账户储存额按国家规定计息。个人有权选择缴费档次，有条件的村集体经济组织应当对参保人给予补助。政府对符合领取城乡居民养老保险待遇条件的参保人全额支付基础养老金，地方政府应当对参保人缴费给予补贴，具体标准和办法由省（区、市）人民政府确定。

3. 领取条件　参加城乡居民养老保险的个人，需年满60周岁、累计缴费满15年，且未领取国家规定的基本养老保障待遇，方可按月领取城乡居民养老保险待遇。

4. 待遇支付　城乡居民养老保险待遇由基础养老金和个人账户养老金构成，支付终身。中央设定基础养老金最低标准，并建立了基础养老金最低标准的调整机制，根据经济发展和物价变动适时调整。地方政府可根据实际情况适当提高基础养老金标准，对长期缴费者可适当加发基础养老金，加发的部分资金由地方政府支出。个人账户养老金的月计发标准目前为个人账户全部储存额除以139（139为现行职工基本养老保险个人账户养老金计发系数）。参保人死亡时，个人账户资金余额可依法继承。

（三）新型农村社会养老保险

1. 参保范围　新型农村社会养老保险是为年满16周岁、未参加城镇职工基本养老保险的农村居民提供的社会养老保障。

2. 资金筹集　新农保基金由个人缴费、集体补助和政府补贴组成。个人缴费分为多个档次，每年可以选择100元、200元、300元、400元、500元等选项，鼓励根据实际情况选择适合自己的缴费档次。集体补助由有条件的村集体提供，政府也提供支持，对符合条件的参保人全额支付新农保基础养老金，并对参保人的缴费给予补贴。对于缴费困难的农村重度残疾人等群体，地方政府有责任代缴部分或全部最低标准的养老保险费。

3. 领取条件　领取条件为年满60周岁、未享受城镇职工基本养老保险待遇的农村有户籍的老年人，可以按月领取养老金。

4. 待遇支付　对于已年满60周岁但未享受城镇职工基本养老保险待遇的人，无须再进行缴费，即可按月领取基础养老金。具体的参保和缴费细则由省（区、市）人民政府来规定。新农保制度的实施有利于保障农村老年人的基本生活需求，促进社会公平和稳定。

四、养老保险的运营模式

（一）养老保险筹资模式

养老保险作为社会保障体系中的最显著开支项目，其财政状况对整个社会保障制度的财务健康至关重要。社会保险的财政状况良好与否，很大程度上取决于养老保险制度的财政状况。因此，各国都高度重视养老保险的筹资模式。总体而言，全球范围内，养老保险的筹资模式主要包括现收现付式、完全积累式和部分积累式等三种。

1. 现收现付式　现行筹资模式，即现收现付式，又被称为非基金式、纳税式或统筹分摊方式。这种模式并不涉及长期资金积累，而是根据当年或近几年的社会保险收支状况，设定一个合适的费率标准，从企业和个人征收社会保险费（税）。这一筹资模式的优势在于简明清晰的收支关系，管理便利，且无须担心资金贬值风险和保值增值压力。然而，由于各期支付额的不同，可能导致费率波动较大，给企业成本核算带来负面影响。

2. 完全积累式　完全积累式养老保险，又被称为基金式、总平均保险费式或预提分摊方式。在此模式中，通过对关键社会经济发展指标（如退休率、伤残率、通货膨胀率等）进行长期宏观测算，以追求养老保险长期平衡为目标。确定合适的费率标准后，将养老保险在较长时期内的总支出按比例分摊到整个期间，并向企业和个人征收。这种模式有助于预防人口老龄化对养老金体系的冲击，使资金的收取与企业的经济状况更为密切相关，同时紧密连接劳动者的权利与义务关系。然而，这一模式也存在一些缺点，如固定费率标准难以适应经济发展变化，增加资金保值增值的压力。

3. 部分积累式　部分积累式养老保险，也被称为部分基金式、混合式或阶梯式。虽然现行的现收现付式和完全积累式各自有其独特之处，但单独采用它们时可能面临一些难以解决的问题。因此，越来越多的国家选择采用混合筹资模式，兼具以上两种模式的特点。部分积累是根据一定时期内以收为主、支出逐渐增长的原则确定征收费率，以维持养老保险基金在这个时期内的收支平衡。因此，这不仅仅是财政问题，更是关系到国家长期社会经济发展的战略性考量。

（二）养老保险缴费与给付模式

1. 养老保证金的缴费模式　养老保险缴费模式可以分为给付确定模式和缴费确定

模式。给付确定模式是在设定养老保险金为保障一定的生活水平所需达到的替代率基础上来确定养老保险金的给付标准，并结合相关因素进行计算，以确定养老保险费的征缴比例。本质上，这种模式是根据支出来确定收入的方式。给付确定模式主要维持短期内的横向平衡，通常与现收现付模式相结合。

缴费确定模式则考虑未来的养老负担、基金的保值增值、劳动力市场和工资水平等因素，并通过预测确定一个相对稳定的缴费比例或标准。根据这个缴费标准，筹集养老保险基金，并全部或部分存入劳动者的个人账户。当劳动者失去劳动能力时，可以使用个人账户中的金额来支付养老保险金或者作为养老保险金的一部分。

2. 养老保证金的给付模式　养老保险金的给付水平确定模式包括普遍生活保险模式和收入关联模式。普遍生活保险模式旨在提供养老保险给所有老年居民，无论其工作期间的收入水平如何。在该模式下，养老保险金的标准是统一的，与个人的工资收入等因素无关。普遍生活保险模式将养老保险金标准统一，以保障基本生活水平为目标，依靠政府财政支持。而收入关联模式则将养老保险费和养老保险金与劳动者退休前的工资收入相关联，更注重权利与义务的平衡。养老保险可以维持社会和谐稳定，减轻老年人的经济负担，降低社会不公平，促进整体社会平衡。通过提高老年人的生活质量，养老保险可以激发他们的消费需求，促进经济内需，为经济发展提供动力。养老保险有助于提高员工的工作稳定性，降低对于退休后生计的不确定性，从而促进就业市场的稳定。

五、商业养老保险

（一）传统型养老保险

传统型养老保险是一种传统的寿险产品，以固定的利率或投资回报为基础。被保险人需要按照合同规定支付固定的保险费，这通常是在合同签订时确定的，不随市场波动而变化。传统型养老保险的投资收益通常以固定利率或保底利率为基础。这意味着保险公司对被保险人的现金价值提供最低利率保障，即使市场利率较低。传统型养老保险合同通常包含保证的现金价值和保险金额。被保险人在合同期满或满足某些条件时可以获得一定的保证利益。

（二）分红型养老保险

分红型养老保险是一种寿险产品，其主要特征是允许被保险人分享保险公司盈利的一部分，这被称为"分红"（dividends）。保险公司根据其年度经营状况，在合同规定的时间向持有分红型养老保险的被保险人支付分红。这些分红通常可以选择以现金、保险费减免或重新投资的方式收取。被保险人通过购买分红型养老保险，参与保险公司盈利，成为保险公司的投资者之一。

（三）万能型保险

万能型养老保险是一种灵活的寿险产品，它结合了寿险和投资元素。万能型养老保险允许被保险人根据自己的风险偏好选择投资组合，包括股票、债券和其他投资工具。这种投资灵活性使得被保险人能够参与市场的潜在增长。尽管有投资灵活性，万能型养老保险通常会设定一个保底利率，确保被保险人的现金价值不会低于某个最低水平，即使市场表现较差。保费灵活，被保险人通常可以根据自己的财务状况与需求调整保险费的支付方式和数额。

（四）投资连结保险

投资连结型养老保险是一种结合了寿险和投资元素的保险产品。投资连结型养老保险的现金价值与特定的投资工具相连结。被保险人的现金价值与所选投资的表现直接相关。被保险人通常可以根据自己的风险偏好和投资目标选择投资组合。这种个性化的投资选择使得被保险人能够更主动地参与资产配置。

第三节　其他相关支付体系

一、医疗保险

（一）基本概念

1. 医疗保险的概念　医疗保险是指按照保险合同约定为被保险人的医疗、康复等提供保障的保险。医疗保险可分为广义和狭义两类，广义医疗保险（健康保险）不仅赔偿医疗费用，还包括预防保健和健康促进。狭义医疗保险专注于赔偿因疾病和意外伤害导致的医疗费用。广义和狭义医疗保险之间并无明确分界，主要区别在于保险范围和程度。

2. 医疗保险的功能　医疗保险的功能主要包括支付医疗费用、提供预防保健服务、应对紧急医疗情况、管理慢性病、覆盖家庭成员以及提供精神健康服务。

3. 医疗保险的原则　首先，普遍性原则要求覆盖整个人口，确保每个人都能平等获得基本医疗服务，以实现健康公平。其次，公平原则强调以公正方式收费，考虑个体经济状况、风险和医疗需求。共济性原则体现为通过共同承担风险来为整个社会提供保障。

（二）相关参与方

医疗保险的相关参与方包括政府、医疗保险机构、医疗服务提供方（如医院）以及被保险人。

1. 政府　政府在医疗保险领域担负多项职责，一是推动医疗保险法规的制定，制定相应政策为医疗保险提供法律基础；二是规划和建设医疗保险体系，包括改善卫生资源配置、推动医疗卫生和医药流通体制改革，以及综合协调不同医疗保障制度的发展；三是监督医疗保险运行，纠正失范行为，确保医疗保险在规范轨道上健康发展。

2. 医疗保险机构　医疗保险机构承担具体医疗保险业务并管理医疗保险基金。在绝大多数国家，这些机构通常为公营，但也有一些像德国那样由雇主和劳动者代表组成的自治管理机构。医疗保险机构与其他社会保险机构的主要差异在于，它必须依赖医疗机构为参保人员提供医疗服务。

3. 医疗服务提供方　医疗服务提供方涵盖了医院、医生和药店。医院通过资源配置和合同方式与患者建立医疗服务关系，并与医疗保险机构建立付费关系。医生拥有掌握患者病情信息的优势，是决定医治手段和费用支出的关键因素。在中国，医疗服务供给采取了定点医院和定点药店制度。

4. 被保险人　在医疗保险中，被保险人既是享受医疗服务的权利主体，也是承担缴纳医疗保险费的义务主体。然而，存在一些特殊情况，例如在实行雇主医疗保险责任制或者具有最低工资限制的国家，雇主负担全部缴费义务，使受益者成为单纯的权利主体。

（三）作用意义

1. 保障社会发展　首先，它提供了健康保障，确保个体在面临疾病时能够获得财务支持，促进整体健康水平的提升。其次，医疗保险减轻了个体和家庭的医疗负担，避免了因高昂医疗费用而导致的财务困境。再次，有健康保险的员工更倾向于接受预防性医疗服务，有助于降低因疾病引起的工作缺勤，促进就业和生产力。

2. 助力医养结合体系建设　首先，医疗保险提高了医疗资源的可及性和质量，为医养结合提供了可靠的医疗支持，从而提升整体医养质量。其次，医疗保险的覆盖减轻了老年人和其家庭在长期护理和慢性病管理方面的医疗负担，促进了医养结合服务的推广和优化。再次，医疗保险支持下的医养结合服务更灵活，通过定制医疗方案满足老年人个性化的医疗需求，推动服务模式的不断创新。

（四）主要内容

1. 基本医疗保险　包括城镇职工基本医疗保险和城镇居民基本医疗保险。1998年，国务院发布了《关于建立城镇职工基本医疗保险制度的决定》，规定城镇中的所有用人单位都必须加入基本医疗保险体系。这一改革替代了长期以来存在的公费医疗和劳工医疗制度，为更好地满足城镇职工的医疗保障需求，建立了更加全面有效的基本医疗保险制度。城镇居民基本医疗保险覆盖范围包括不在城镇职工医疗保险制度范围内的中小学阶段学生、少年儿童，以及其他非从业城镇居民。国务院印发《关于实施城镇居民基本医疗保险试点的指导意见》，旨在为城镇中的非从业居民提供必要的医疗保障，从而弥补城镇医疗保险体系的空白，解决城镇居民中非从业居民（包括未就业者和不符合城镇职工基本医疗保险条件的老年居民）的医疗保险问题。

2. 商业医疗保险　包括普通医疗保险、意外伤害医疗保险、住院医疗保险、手术医疗保险、特种疾病保险等。普通医疗保险覆盖范围广泛，包括在职人员、失业人员、老年人等不同群体。保险涵盖基本医疗费用并采取费用共担模式，参保者支付保险费用和部分自负费用，而保险覆盖余下费用。意外伤害医疗保险是专注于提供对因意外事故导致的医疗费用进行保障的一种保险产品。该保险覆盖因意外伤害产生的医疗开支，包括急救、住院治疗、手术费用等，同时可能包含康复和治疗费用以及身故和残疾赔偿。住院医疗保险是专注于为个体提供因疾病或意外而需要住院治疗时的医疗费用保障的一种医疗保险。它覆盖了住院期间的各项费用，包括住院费、手术费、药品费和实验室检查费等。手术医疗保险是专为应对因疾病或意外而需要手术治疗的情况而设计的医疗保险。其主要特点包括覆盖手术费用，包括外科手术和其他治疗性医疗程序，同时涵盖麻醉费用、术后康复费用以及手术前后的其他医疗开支。特种医疗保险是一种专门覆盖特定疾病或医疗需求的保险，主要关注特殊的健康风险，并提供相应的医疗费用保障。这种保险通常以固定额度进行赔付，具有特定的保费结构，可独立购买或作为健康保险的附加险种。

二、老年救助

（一）基本概念

1. 老年救助的概念　老年救助是社会为经济、健康、生活等方面面临困境的老年人提供支持和援助的综合性措施。该概念包括经济援助，如社会养老金和福利金，医疗保障，社会关怀，法律权益保障，以及教育培训等多个层面。老年救助可以帮助老年人维持基本生活水平，改善其福祉，确保其在晚年享有尊严和权利，构建一个全面关爱的社会支持体系。

2. 老年救助的功能　老年救助的多方面功能旨在为老年人提供全面的支持，确保他们在晚年过上尊严和幸福的生活。首先，通过经济援助，如社会养老金、福利金和津贴，帮助老年人满足基本的生活需求，减轻其经济负担。其次，医疗保障方面提供医疗保险和健康服务，确保老年人能够负担得起必要的医疗治疗，以维护其身体健康。社会关怀方面提供社会服务、心理健康支持和居家医养结合服务，旨在缓解老年人可能面临的孤独感，增进其社交和心理福祉。法律权益保障包括法律援助，以确保老年人在法律上得到公正对待，预防潜在的家庭暴力和欺诈问题。此外，通过教育和培训，为老年人提供适应社会变革的技能，提高其就业机会和生活质量。长期护理方面提供养老院和护理机构等服务，以满足需要更全面照顾的老年人的医疗和生活需求。最终，老年救助旨在建立一个全面的支持系统，鼓励老年人积极参与社区和社会生活，保持社交联系，提高晚年生活的质量。

3. 老年救助的原则　确保老年人在晚年获得全面、公正、有尊严的支持，包括尊重和保护个人尊严，提供平等的机会和权利，以及为老年人提供全面的支持，满足其各方面的需求。原则中强调了老年人参与决策的重要性，鼓励与家庭、社区和服务提供者的合作。此外，个性化服务、预防为主、可及性、社区支持等原则也在其中占有重要地位，以确保老年人能够轻松获得救助服务，同时强调救助的透明和负责，以及考虑到长期可持续性。这一系列原则形成了一个全面的老年救助框架，旨在为老年人晚年提供持久、综合的支持。

（二）老年救助的意义

1. 老年救助对社会发展的意义　老年救助在社会发展中具有重要意义。通过提供经济援助、医疗保障和全面支持，有助于维持老年人的基本生活水平，促进社会的稳定与和谐。此外，老年救助延长了劳动力参与时间，对提高整体劳动力参与率和生产力有积极影响。它也是社会保障体系的重要组成部分，有助于建立健全的社会保障机制，适应人口结构变化和人口老龄化趋势。通过关心弱势群体，老年救助体现了社会责任和道德，减轻了家庭照护负担，促进了社会的可持续和公正发展。综合而言，老年救助为构建更加和谐、包容的社会作出了重要贡献。

2. 老年救助对医养结合发展的意义　老年救助与医养结合的发展相辅相成，为社会和老年人带来多重益处。老年救助推进医疗与养老资源有机整合，使老年人更便捷地获得全面服务，提升服务协同性。医养结合强调综合护理，有助于老年人保持健康、延长自主生活时间。这种整合降低整体成本、提高服务质量，促进了养老产业的专业化和社会保障的可持续性。重要的是，这种发展不仅满足老年人的多层次需求，还为应对人口老龄化挑战提供了解决方案，推动了社会的进步和发展。

（三）老年救助的内容

老年救助涵盖了多种类型，相互补充并形成综合的支持体系，以支持老年人在晚年得到全面的照护。老年救助涵盖了多个方面，为老年人提供全方位的支持。主要包括经济援助，如社会养老金和福利金，以满足基本生活需求；医疗保障，通过医疗保险和健康服务确保老年人获得必要的医疗支持；社会关怀，提供社会服务和居家医养结合服务，关注老年人的心理健康；法律权益保障，包括法律援助和反家暴、欺诈的保护；教育培训，为老年人提供适应新技术和社会变化的培训；以及长期护理，提供专业的养老院和护理机构，为需要更全面照护的老年人提供支持。这些措施旨在确保老年人在晚年能够安全、健康、有尊严地生活。

三、医养结合机构补贴

（一）基本概念

1. 医养机构补贴的概念　医养机构补贴是政府或相关机构为支持医养结合服务所提供的经济支持或税收减免等形式的资金援助，目的是帮助这些机构提供更优质、可负担的服务，同时促进社会对老年人和患者的关注。这些补贴可以用于财政补助、税收减免、项目资助、员工培训和技术支持、基础设施建设等多种方式，以提高医养结合服务的质量、可及性，满足不断增长的老年人和患者的需求，促进社会医疗和养老体系的发展。

2. 医养机构补贴的功能　医养机构补贴具有多重功能，包括经济支持、降低服务费用、提升服务质量、推动创新项目、改善基础设施、人才引进和培养、应对老龄化挑战以及促进可持续发展。这些补贴目的是支持医养机构，降低运营成本，提高服务水平，应对不断增加的老年人和患者的需求，促进整个医疗养老体系的发展。通过经济援助、税收减免、专项项目资助等手段，政府鼓励机构提供更优质、可负担的医养结合服务，以适应社会变革和老龄化趋势。

3. 医养机构补贴的原则　医养机构补贴的原则包括公平性、专业化、可持续性、服务质量、需求导向、激励创新、透明度和社会责任。这些原则旨在确保补贴的公正分配，鼓励医养机构提高专业水平和服务质量，促进可持续发展，适应社会需求的变化，激发创新，同时保持透明度和社会责任感，以共同推动医疗养老事业的全面进步。

（二）医养机构补贴的意义

1. 医养机构补贴对社会发展的意义　通过支持机构提供高质量的医养结合服务，可以提升公共健康水平，减轻家庭负担，创造就业机会，促进经济增长，改善老年人和患者的生活质量。还能推动科技创新，应对人口老龄化挑战，促进社会的稳定与和谐。医养机构补贴在多个层面发挥关键作用，是支持社会健康、经济繁荣和社会稳定的重要措施。

2. 医养机构补贴对医养结合发展的意义　医养机构补贴对医养结合发展的意义重大，它促进了医疗与养老服务的有机结合，提高了服务质量，优化了资源配置，降低了用户成本，推动了科技创新，有助于应对人口老龄化挑战，促进了医养结合服务行业的可持续发展，为社会提供更为全面和健康的服务体系。

（三）医养机构补贴的内容

医养机构补贴的内容包括财政资助、税收减免、项目资助、基础设施建设、创新项目支持等形式的经济支持，运营经费、人才引进与培训、科研创新、贷款贴息、税收减免、社会保障与医疗保险、老龄化服务项目以及地方政府财政补贴等。这些补贴目的是支持医养机构的全面发展，提高服务水平，降低运营成本，吸引人才，促进创新，并通过各种方式减轻机构和服务使用者的经济负担，提高医养结合服务的质量和可及性，以适应老龄化社会的需求。

思考题

1. 为什么说长期护理保险制度是一项与养老保险、医疗保险并列的新型社会保险制度？

2. 通过学习，你对养老保险的理解是什么？

3. 积极应对人口老龄化战略背景下如何看待老年救助？

参考文献

［1］安晓奕．看商业保险如何助力"老有所养"［N］．山西日报，2023-10-16（009）．

［2］杨一帆，甘贝贝．医养结合中的榜样力量［N］．健康报，2023-04-11（008）．

［3］钱林浩．推动保险业为进一步发展长期护理保险积累经验［N］．金融时报，2023-04-03（002）．

［4］徐景．我市养老保险已覆盖417.71万人［N］．南昌日报，2023-11-09（007）．

［5］蔡伟森，林泽键，黄景涛，等．基于广东省养老形势下的养老保险"三大支柱"协同发展研究［J］．中国市场，2023，（17）：1-4．

［6］宫月．人口老龄化背景下老年贫困人口社会救助现状及对策分析［J］．内蒙古科技与经济，2023，（5）：10-12，20．

［7］广州市民政局．广州市财政局关于印发广州市养老服务机构从业人员就业补贴及岗位补贴管理办法的通知［J］．广州市人民政府公报，2023，（24）：8-12．

第七章

医养结合人才体系

医养结合服务行业不断发展，随之专业人才队伍数量不足、能力不强、潜力不够的矛盾逐步显现。医养结合发展需要大批既懂医疗健康技术又懂管理的复合型技术人才，应及时培养医养结合领域应用型人才，助力医养结合事业高质量发展。

第一节　医养结合人才概述

随着人口老龄化、高龄化、失能化等程度的急剧加深，医养结合应运而生，医养结合人才队伍建设作用尤为关键。老年人的生活照料、医疗卫生、术后护理等方面的需求不断增加，我国医养结合人才的培养在数量和质量方面还存在很大差距。同时，我国的医养结合服务工作存在强度大、专业程度高、薪酬待遇低、社会认同度低等问题，致使医养结合行业人才队伍稳定性差。

一、医养结合人才队伍组成

（一）服务类人才

1. 医护人员　主要包括医生、护士、康复师等。需持有相关部门颁发的执业资格证书，并符合国家相关规定和行业规范对执业资质和条件的要求。

2. 照护人员　主要包括医疗护理员、养老护理员、健康照护师、健康照护管理师等，应当经过相关培训。

3. 其他人员　主要包括活动专员、心理咨询师、社会工作者、老年人能力评估师、营养师等，需通过相应培训及考试，获得相关部门颁发的资格或资质证书。餐饮服务人员上岗前应当进行包含常见传染病的健康体检和卫生知识培训，取得健康合格证，上岗后每年进行1次上述健康体检。

（二）管理类人才

管理类人才主要包括护理主管、院长、行政管理等，需具备专业知识、医养结合服务技能、管理能力、领导能力、创新能力等。机构主要负责人应当具有丰富的机构运营管理经验，有较强的组织领导、沟通协调、经营管理、应急处理能力。负责医养结合的负责人应当具备相关专业知识和技能，熟悉分管业务和管理流程。

（三）公益组织类人才

公益组织类人才主要包括项目管理与运营人才、志愿者管理人才、政策研究与咨询人才、公关与媒体人才等。

二、医养结合人才队伍建设的有关政策

2021年，中共中央　国务院发布的《关于加强新时代老龄工作的意见》，要求贯彻

落实积极应对人口老龄化国家战略，把积极老龄观、健康老龄化理念融入经济社会发展全过程。要加快建立完善社会保障体系、养老服务体系、健康支撑体系三个体系。近年来国家在政策层面加大了对医养结合的推进力度，出台了一系列重要的政策性文件，从国家层面明确了医养结合的发展方向。

国家大力支持医务人员进入医养结合服务行业，于2019年发布的《关于深入推进医养结合发展的若干意见》指出"实施医师执业地点区域注册制度，支持医务人员到医养结合机构执业。建立医养结合机构医务人员进修轮训机制，提高其服务能力和水平。鼓励退休医务人员到医养结合机构执业。各地要出台支持政策，引导职业院校护理及相关专业毕业生到医养结合机构执业。医养结合机构中的医务人员享有与其他医疗卫生机构同等的职称评定、专业技术人员继续教育等待遇，医养结合机构没有条件为医务人员提供继续教育培训的，各地卫生健康行政部门可统筹安排有条件的单位集中组织培训"。鼓励医护人员到医养结合机构执业，促进人才有序流动，为医养结合更好更快发展奠定坚实的人才基础。同时，人力资源社会保障、卫生健康等部门应当发挥退休医务人员的专长和作用，鼓励其到医养结合机构执业，在政策上给予支持和扶持并支持有相关专业特长的医师及专业人员在养老机构开展疾病预防、营养、中医调理养生等非诊疗行为的健康服务。

2015年《国务院办公厅转发卫生计生委等部门关于推进医疗卫生与养老服务相结合指导意见的通知》第十一部分提出"加强人才队伍建设。做好职称评定、专业技术培训和继续医学教育等方面的制度衔接，对养老机构和医疗卫生机构中的医务人员同等对待"。《关于深入推进医养结合发展的若干意见》进一步强调扩大医养结合服务队伍，指出将医养结合人才队伍建设分别纳入卫生健康和养老服务发展规划。鼓励引导普通高校、职业院校（含技工院校）增设相关专业和课程，加强老年医学、康复、护理、健康管理、社工、老年服务与管理等专业人才培养，扩大相关专业招生规模。统筹现有资源，设立一批医养结合培训基地，探索普通高校、职业院校、科研机构、行业学会协会与医养结合机构协同培养培训模式。

《关于深入推进医养结合发展的若干意见》强调充分发挥社会公益组织作用，加大对助老志愿服务项目和组织的培育和支持力度，鼓励志愿服务组织与医养结合机构结对开展服务，通过开展志愿服务给予老年人更多关爱照顾。鼓励医疗机构、养老机构及其他专业机构为老年人家庭成员及家政服务等从业人员提供照护和应急救护培训。

三、医养结合人员的薪酬情况

（一）人员薪酬现状

涉老行业普遍存在招人难、留人难的问题，而工资收入低是最直接因素。从事医养结合服务的技术人员没有有效的绩效激励，职称晋升等方面亦无倾斜政策，难以吸引专业人员投身医养结合服务行业。同时，社区卫生服务中心的工作人员没有相应的激励政策，缺乏为社区、居家养老主动服务的动力。这导致愿意进入养老行业的人数较少，专业人员更是缺口较大。因此，完善医养结合人才薪酬制度对鼓励医养结合人才投身医养结合服务行业存在至关重要的作用。

（二）优化路径

1. 完善薪酬待遇和职称评聘机制　人力资源社会保障、卫生健康等部门应当完善医养结合服务专业技术人员薪酬、职称评定等激励机制，在职称评定、专业技术培训和继续教育等方面，对医养结合机构中的医务人员同等对待，鼓励优秀医护人员到医养结合机构执业，推动基层医疗服务人员"走下去"。

2. 完善培训相关制度　加强医养结合服务人员培训，将城镇失业人员等纳入养老护理普惠制免费就业培训范围；医养结合服务从业人员参加相关技能培训和鉴定，按照国家和省有关规定享受技能晋升培训补贴。

3. 完善医养结合机构相关制度　建立人才充分有序流动的机制，积极改善养老护理员工作条件，加强劳动保护和职业防护，依法缴纳养老保险费等社会保险费，提高职工工资福利待遇。

4. 完善毕业生补贴制度　给予优惠政策，鼓励大专院校对口专业毕业生从事养老服务工作。高等院校、中等职业学校老年服务与管理类专业毕业生到医养结合机构从事一线医养结合服务工作；进入医养结合机构就业满5年且符合条件的，可以按照有关规定申请补助，具体补助办法和标准由各省市确定。通过给予基本生活补贴和鼓励性补贴方式，鼓励高等院校和中等职业学校学生到社区居家养老服务设施进行实习实训，不断完善多层次的医养结合培训机制。

第二节　医养结合人才培养的模式和渠道

一、医养结合人才培养途径

（一）大专院校

大专院校是培养医养结合人才的主要渠道之一。通过在高等院校设立相关专业或课程，培养具备医学、医养结合服务、管理等综合能力的复合型人才。同时，实践是认知之本，也是发展能力的必由之路，老年实训基地是临床医学人才培养的主要试验田，是医养结合复合人才在老年工作中的虚拟课堂，是人才培养的必经之路。院校还可以与企业合作，共同开展实践教学和实习基地建设，通过实践课程、实习、实训等方式，为学生提供更多的实践机会让学生在实践中掌握医养结合服务技能，提高服务能力。

（二）职业培训机构

职业培训机构是培养医养结合人才的另一个重要渠道。通过开展职业技能培训和资格认证，帮助在职医护人员和非医学背景人员掌握基本的医疗知识和技能。例如，开办医养结合人才培训班、老年照护师培训班、安宁疗护专业培训班等，通过这些职业培训机构，落实岗前培训，保证从业人员具备服务资质及能力，掌握服务流程，持证上岗。同时，开展定期培训，保证从业人员服务能力持续提升，确保为医养结合工作的发展输送更高质量的人才。此外，职业培训机构还可以与医疗机构合作，邀请专家授课或提供技术支持，提高培训质量和效果。推进医养结合服务专业"双证书"制度，一方面鼓励从业人员在取得学历证书的同时积极参加职业技能鉴定，获得相应职业资格证书。另一方面对于已取得医养结合服务相关职业资格证书的从业人员，经过提升技能培训，可获得学校颁发相应的结业证书，从而提升医养结合服务水平。

（三）在线教育平台

在线教育平台是培养医养结合人才的创新渠道。借助互联网技术，在线教育平台可以提供灵活、便捷的学习资源和学习方式，满足不同学习者的需求。通过开发优质的在线课程和教学资源库建设，提高学习者的学习效果和兴趣。利用在线教育平台拓宽继续教育渠道，鼓励医养结合从业人员自学成才，逐渐成为专业型或复合型人才。同时，对广大医养结合工作者进行线上线下的教育培训，增强医养结合影响力。结合分级诊疗和医联体，争取更多更优质的医养结合课程上线，使更多有志于医养结合的人加入到医养结合人才培养的学习队伍中。

（四）企业内部培训

企业内部培训是培养医养结合人才的重要渠道之一。养老服务企业和医疗机构可以通过开展内部培训课程，提高员工的专业素养和服务能力。培训内容可以包括老年人护理知识、康复技术、医疗设备使用等。此外，企业内部培训还可以与员工的职业发展相结合，制定个性化的培训计划和发展方案，帮助员工实现个人价值和企业目标的双赢。

二、智慧健康养老专业人才培养模式

（一）专业设置情况

我国智慧健康养老相关专业目前仅在职业教育体系进行了设置，其中中等职业教育阶段设置了智慧健康养老服务专业，高职专科阶段设置了智慧健康养老服务与管理专业，高职本科阶段设置了智慧健康养老管理专业，以上三个专业均隶属于公共管理与服务大类。经梳理教育部历年《普通高等学校本科专业目录》，智慧健康养老相关专业尚未在普通高校本科、研究生层次开设。

1. 中等职业教育 在中等职业教育阶段，设置了智慧健康养老服务专业（790302），由2010年教育部中等职业教育目录中智能养老服务专业（181700）更名而来。该专业培养掌握坚实科学文化基础、老年人能力评估方法、基础照护、智慧健康养老专业知识，具备老年人照护、基础护理、养老服务活动组织、智慧健康养老产品应用等领域实际操作能力的学生。毕业生就业前景广阔，可应聘养老护理员、失智老年人照护员、智慧健康养老产品销售、应用维护等岗位。在中国教育在线（https：//www.zhijiao.cn/ln-sy）网站检索"智慧健康养老服务"专业，目前全国有170所中等职业院校开设，占全国中等职业教育院校总数的2.3%。从开设省份情况看，全国共有24个省、市、自治区开设了该专业，上海市、海南省、青海省、陕西省、山西省、内蒙古自治区、新疆维吾尔自治区尚未开设。按照开设该专业的院校数量排名，居于前三位的省份依次为河南省35所、山东省17所、四川省16所；居于前三位的地区依次为华东地区44所、华中地区42所、西南地区38所。

2. 高等职业教育专科　高等职业教育专科层次设置了智慧健康养老服务与管理（590302）专业，培养掌握健康护理、智慧养老、机构经营与管理等方面的基本知识与操作技能，熟悉国家养老产业政策法规，了解老龄事业的前沿知识和应用前景，具备能够从事老年照护和评估、智慧养老机构运营管理等工作的高素质技术技能人才。智慧健康养老服务与管理专业毕业后，可应聘老年人能力评估师、医养个案管理、智慧健康养老顾问、智慧养老机构运营与管理等岗位。在全国职业院校专业设置管理与公共信息服务平台上查询"智慧健康养老服务与管理"高等职业教育专科设置备案情况，检索到全国共有316所高等职业院校专科开设该专业，占全国高等职业教育专科院校总数的21.2%。从开设该专业的省份情况看，全国30个省、市、自治区开设了该专业，西藏自治区尚未开设此专业。按开设该专业的院校数量排名，居于前三位的省份为山东省30所、河南省28所、四川省22所。

3. 高等职业教育本科　智慧健康养老管理（390302）高职本科专业为教育部2021年新增专业。该专业培养掌握扎实的科学文化基础和智慧健康养老管理等知识，能够从事智慧适老环境规划、智能服务设施及产品研发等工作的高层次技术技能人才。要求学生具有利用智能设施设备对老年人群进行综合评估及对评估数据进行评估管理和应用的能力。毕业后可应聘健康照护师、老年能力评估师等职业，养老项目管理、服务设施管理、适老化环境规划等岗位。在教育部网站、全国职业院校专业设置管理与公共信息服务平台、中国教育在线网站，以及国内现有全部33所本科层次职业学校官网，对智慧健康养老管理高职本科专业在普通高等学校、本科层次职业学校的设置备案和审批情况进行检索，发现目前只有贵州省贵阳康养职业大学开设智慧健康养老管理本科层次职业教育专业，并于2021年进行第一批招生。

（二）培养目标

目前国家在职业教育三个教育层次开设智慧健康养老相关专业，在培养目标上，均要求德智体美劳全面发展，掌握扎实的科学文化基础和智慧健康养老相关的专业知识和技能。

1. 中等职业教育　主要强调培养技术技能人才，重点在于掌握针对老年人照护、基础护理、活动组织以及智慧健康养老产品应用等工作的技能，包括老年人能力评估、老年人照护、基础护理、康体活动组织和智慧健康养老产品及其分类等技能。

2. 高等职业教育专科 注重培养高素质技术技能人才，要求具备老年人能力评估、康养活动策划组织与设计、老年健康照护、社区－居家－机构养老服务等能力，更侧重沟通礼仪、养老机构运营管理和养老服务规划与咨询等方面的技能。

3. 高等职业教育本科 主要培养高层次技术技能人才，重点在于养老服务综合评估、老年人建筑和环境智慧化设计与改造、养老项目筹建规划、养老服务设施智慧化管理、养老服务培训与能力建设等能力，更侧重智慧适老环境规划、养老服务设施管理和智能服务设施及产品研发等方面的技能。

（三）课程设置

1. 中等职业教育课程设置 注重养老服务的实践技能和应用，包括智慧健康养老产业认知、老年人体结构与功能、老年人心理基础、老年人服务礼仪与沟通、智慧健康养老产品营销，还有实习实训内容如老年人能力评估、老年人生活照护与基础护理、失智老年人照护、康体活动组织、智慧健康养老产品应用。

2. 高等职业教育专科课程设置 更加全面和深入，既包括理论课程如老龄事业与产业发展、康养政策法规与标准、老年服务礼仪与沟通、正常人体结构与功能、健康养老职业素养与安全、健康养老大数据应用，又有实践课程如老年人能力评估实务、老年人生活与基础照护实务、老年人生活能力康复训练、老年心理护理实务、老年健康照护、老年活动策划与设计、社区居家智慧康养管理、养老机构智慧运营与管理等课程。

3. 高等职业教育本科课程设置 更加深入和系统，包含智慧康养管理导论、大数据应用技术、智慧康养管理统计、养老服务综合评估、适老化智慧环境规划与改造、智慧康养设施规划与筹建、健康养老大数据分析与管理、养老照护管理实务、现代养老机构运营管理、社区居家养老管理、医养个案管理实务、健康养老产品规划设计等理论和实践课程。

（四）学制学位

1. 中等职业教育智慧健康养老服务专业学制一般为三年，毕业后无学位授予，可接续高等职业教育专科学习，相关专业有智慧健康养老服务与管理、老年服务与管理、民政服务与管理等。

2. 高等职业教育专科智慧健康养老服务与管理专业学制三年，毕业后无学位授予，可接续高等职业教育本科，专业有智慧健康养老管理、智慧社区管理等，接续普通本科专业有养老服务管理等。

3. 高等职业教育本科智慧健康养老管理专业学制四年，学生修满专业培养方案所规定的各类学分，达到毕业要求并符合学位授予相关规定，可授予管理学士学位。可接续研究生教育，攻读公共管理硕士。

三、养老服务管理专业人才培养模式

（一）专业设置情况

我国养老服务管理专业最早出现于中职、高职教育，本科专业设立于2019年，为公共管理学下的二级学科。目前我国已有25所院校开设养老服务管理本科专业。按院校学科范围，可划分为医学相关院校和非医学相关院校两大类。其中医学院校9所，包括遵义医科大学医学与科技学院、广西医科大学、安徽医科大学、齐鲁医药学院、贵州中医药大学、贵州医科大学神奇民族医药学院、沈阳医学院、南京中医药大学、锦州医科大学医疗学院。非医学院校16所，包括上海工程技术大学、山东女子学院、四川文理学院、乐山师范学院、新乡学院、中华女子学院、辽宁对外经贸学院、上海建桥学院、西安文理学院、河西学院、商丘学院、吉林财经大学、内蒙古鸿德文理学院、长春人文学院、铜陵学院、成都银杏酒店管理学院。在硕士培养方面，沈阳医学院医养健康产业学院申报了教育部目录外硕士专业医养健康管理，并于2023年获得教育部专业设置备案，是国内首个养老服务管理方向硕士学位开设院校。

（二）培养目标

目前我国开设该专业的医学院校更加注重老年医学及长期照护方面的能力培养，旨在培养具有良好的现代管理学、医学、社会学的基础理论、基本知识和基本技能的高素质、复合型，应用型人才。而非医学院校更加注重老年服务及管理方面的技能培训，要求学生有良好的人文素养和科学素养，重点培养学生公共管理学科的思维理解、项目计划、组织协调、领导决策创新、团队精神等管理能力素质。旨在培养具备养老机构运营管理、健康照护、健康促进等综合养老服务专业知识，具有实践能力和创新创业素质，能够满足养老福利机构、老龄产业等相关机构的要求，适应行业新趋势、养老新模式、老人新需求的应用型人才。

（三）课程设置

各类院校均按公共管理类专业要求，设置管理学、社会学、医学等主要课程，要求学生完成毕业设计论文。

（四）实践育人

在常规培养模式基础上，我国养老服务管理专业人才普遍培养注重产学研合作。如上海工程技术大学与上海人寿堂养老服务（集团）有限公司、上海九如城企业（集团）有限公司等多家公司签订产学研合作协议书，采取产教结合模式融合，理论教学（课堂）与实验教学（养老院、社区、产学研合作一贯制），培养医疗机构职业经纪人。西安文理学院与民政部门、公办养老机构等多家机构签订了产学研合作协议书，共同搭建实习、科研平台，建立长期教学与科研合作关系，培养养老服务管理中高端应用型人才。沈阳医学院医养健康产业学院与华润健康集团、通用宝石化医疗集团建立合作关系，共同推进人才培养和教学实践基地建设。

四、其他相关专业人才培养模式

（一）老年学专业

老年学专业为社会学下的二级学科，旨在培养熟悉老年政策法规，能在民政、社保、卫生健康等政府涉老部门、老年工作事业单位等从事老龄政策研究、老龄管理与规划、老年社会服务与评估、老龄法务等工作的应用型人才。修业年限为4年，学生毕业将被授予法学学士学位。2019年教育部对老年学专业进行了备案，目前天津理工大学、湖南女子学院、玉溪师范学院开设了老年学本科专业。

（二）医养照护与管理专业

我国医养照护与管理专业在高等职业教育本科和大专两个层次开设，目前处于发展阶段，开设该专业的院校较少。旨在培养适应医养健康产业发展需要，德智体美劳全面发展，掌握扎实的科学文化基础和老年人生活照护、慢性病管理、康复保健、活动组织策划、机构运营管理及相关法律法规等知识，具备老年人综合评估、老年人健康照护、安宁疗护、医养结合结构运营与管理等能力，具有敬佑生命、救死扶伤、甘于奉献、大爱无疆的职业精神，能够从事老年人健康照护、老年人疾病管理、医养结合机构运营与管理等工作的高素质、高层次应用型人才。课程设置包括卫生事业管理学、养老保险理论与政策、老年人能力评估、医养结合机构运营与管理、老年活动组织与策划等。

第三节　老年健康照护新职业相关情况

一、老年健康照护师

（一）概念

经过老年健康照护知识和技能培训，了解老年人特点及相关的法律法规，熟悉老年医疗护理知识、心理特点、营养需求、健康常识、安宁疗护等内容，掌握老年健康照护知识和技能，经考试或考核取得合格证书的老年健康照护人员。

（二）分级

老年健康照护师依据能力分为初级、中级、高级。经过相应的老年健康照护师培训并考核合格，具备相应的老年健康照护师知识和技能，具备相应的照护经验的照护人员。

（三）基础知识要求

1. 医学基础知识　包括人体结构知识、生理卫生知识、常用药物服用知识，血液、尿液、粪便常规检验项目及意义，中医养生保健知识，运动与康复知识。

2. 照护基础知识　包括环境与健康知识，安全与防护知识，人体营养需求知识，人的基本需要与自我照护知识，心理照护与人文关怀知识。

（四）基本技能要求

1. 照护技能　主要包括生活照护（清洁照护、饮食照护、排泄照护、睡眠照护）、基础照护（基本技术应用、感染防护、安全防护、临终照护、安全照护）、健康问题照护（症状观察、常见症状照护、急症处置、生活方式评估与相关健康问题、生活方式指导、慢性伤口照护、造口照护、糖尿病足照护、疑难问题评估、照护计划制定与实施、效果评价）、心理照护（沟通交流、心理支持、心理观察）等。

2. 康复技能　主要包括辅助活动、康复锻炼、失智老人照护等。

3. 照护管理　主要包括照护质量管理、照护人员管理等。

4. 指导与技术改进技能　主要包括理论培训指导、技能培训指导以及照护方法改进、照护用具改进等。

（五）专业知识要求

1. 了解掌握相关法律法规知识，如《中华人民共和国老年人权益保障法》等有关知识及其他相关法律法规。

2. 掌握老年人健康照护的应急预案，包括但不限于：消防安全、食品安全、设施设备安全、服务风险等。

3. 掌握老年人照护基础知识，如老年人生理、心理特点，老年人常见疾病照护重点等。

4. 掌握老年健康照护技能，如老年人生活照料、基础照护、康复照护、心理支持、营养照护、服药照护、健康指导等照护技能以及老年人常见健康问题及疾病（危急）症状的照护及急救技能。

（六）基本条件要求

1. 具有近3个月内的健康体检证明，身体健康，心智健全，色觉、听觉正常，四肢灵活、动作协调。无精神病史，无传染性疾病，无影响履行有完全民事行为能力，无犯罪记录及不良从业记录。

2. 具有初中及以上学历，年龄18～60岁。具备一定观察、学习、理解、判断和计算能力以及语言表达能力、沟通能力和社会适应能力。

3. 具有较强的职业责任感和职业道德，关爱、尊重、理解、包容老年人。掌握老年人沟通技巧，具有较强语言表达与沟通能力，表达准确，解释耐心。

4. 具有法律安全意识，维护老年人合法权益，保护照护对象秘密和隐私。

5. 定期参加老年健康照护师培训学习，取得由中国老年医学学会颁发的老年健康照护师等级证书。

（七）工作职责

1. 观察照护对象　常见健康问题及疾病（危机）症状，提出相应预防、康复及照护措施，或提出送医院建议。常见心理问题，提供简单心理疏导及支持性照护。

2. 提供照护服务　照护老年人生活起居、清洁卫生、睡眠、日常活动，提供合理饮食及适宜活动照护，提供预防意外伤害等安全照护，为临终老人提供安宁疗护。照护孕产妇生活起居，根据个体身心特点提供合理营养、适当运动等健康生活照护，促进母乳喂养及产后康复。照护婴幼儿生活起居与活动，提供喂养、排泄、洗浴、抚触、睡眠、生长发育促进心理健康照护。照护患病者生活起居、清洁卫生、日常活动，提供合理饮食及适宜活动照护，按医嘱督促、协助照护对象按时服药、治疗。

3. 提供家庭服务　为照护对象家庭提供生活环境清洁、合理营养膳食服务并普及健康知识。

二、老年人能力评估师

（一）概念

以老年服务需求为主，进行老年人自我照料能力方面评估的职业化人员。必须经过老年人能力评估知识和技能培训，熟悉老年人的疾病、体能、认知、心理、社会和环境等多层面信息。可由相关机构管理人员、医生、护士、康复师、社工、心理咨询师、老年健康照护师等人员担任。

（二）分级

老年人能力评估师依据能力分为初级、中级、高级。经过相应级别的老年人能力评估师培训并考核合格，具备相应级别的老年人能力评估相关知识、技能以及经验的人员。

（三）基础知识要求

1. 老年人能力评估基础知识　包括国家、行业标准级评估工具基础知识，评估量表应用基础知识，评估工具应用基础知识，综合评估报告撰写规范基础知识，能力维护与康复基础知识，能力评估信息系统应用基础知识，工作风险管控基础知识

2. 老年医学基础知识　包括老年综合评估基础知识，老年人常见病基础知识，老年人慢病管理基础知识，老年人常见药物基础知识，老年人健康教育基础知识，老年人安全防护与急救基础知识，老年人康复辅助器具配置及适老化改造基础知识。

3. 康复医学基础知识　包括生活自理能力训练基础知识，认知功能训练基础知识，

听力语言训练基础知识，中西医结合康复治疗基础知识。

4. 其他知识　包括老年心理学、老年社会学、信息学、医学伦理学、语言和非语言沟通、计算机应用相关知识、消防安全、人身安全、公共安全基础知识。

（四）基本技能要求

1. 评估技能　主要包括评估准备（资料准备、工具准备、环境准备）、能力评估（日常生活活动能力评估、认知功能和精神状态评估、感知觉与沟通评估、社会参与能力评估、工具性日常生活活动能力评估、身体活动能力评估、专项评估、特殊事项评估、综合评估、风险评估）、等级评定（能力等级分析、评估报告撰写、复核评定）、环境评估（家庭环境评估、社区环境评估、适老环境评估、社会参与支持评估）、需求评估（照护服务需求、社会参与服务需求、特殊照护服务需求评估）。

2. 康复指导与健康教育　主要包括康复潜力评估、康复建议、能力康复指导、康复效果评价以及健康宣教、风险教育等。

3. 信息处理与评估管理　主要包括信息采集、信息管理以及质量管理、数据管理、应急管理等。

4. 培训指导与研究　主要包括理论培训、技能指导、专业研究等。

（五）专业知识要求

1. 了解掌握相关法律法规知识，如《老年人权益保障法》《劳动法》的有关知识及其他相关法律法规。

2. 掌握老年人能力评估基础知识，如老年人生理、心理特点，老年人常见疾病等。

3. 掌握老年人能力评估技能，如躯体功能评估、精神心理评估、社会评估、环境评估、生活质量评估、常见老年综合征或问题评估等技能。

（六）通用条件

1. 具有医学或护理学学历背景，或获得社会工作者资格证书，或获得高级养老护理员资格证书。具备一定观察力、分析能力、理解能力、计算能力、信息与数据处理能力，具有较强的语言表达与沟通、评价判断能力。

2. 具有较强的职业责任感和职业道德，关爱、尊重、理解、包容老年人。

3. 掌握老年人沟通技巧，具有较强的语言表达与沟通能力，表达准确，解释耐心。

4. 具有法律安全意识，维护老年人合法权益，保护照护对象秘密和隐私。

（七）工作职责

1. 记录老年人的基本信息和健康状况，测量与评估老年人认知能力、精神状态、感知觉与沟通能力、社会参与能力、日常生活活动能力。

2. 依据测量与评估结果，确定老年人能力等级，出具老年人能力综合评估报告，为老年人能力恢复提出建议。

三、老年医疗护理员

（一）概念

有能力在医疗机构、养老机构、医养结合机构、临终关怀机构、社区卫生服务中心、家庭等场所从事基本的老年护理技术服务，帮助老年人保持、恢复和促进健康，维持生命，减轻痛苦，预防疾病，提高生活质量的人员。医疗护理员是医疗辅助服务人员之一，主要从事辅助护理等工作，其不属于医疗机构卫生专业技术人员。医疗护理员的岗位职责包括饮食、清洁、睡眠、排痰、排泄、消毒、沟通、安全与急救、协助身体活动等方面。

（二）通用条件

1. 年龄18～60岁，体检合格，具有初中及以上学历。经过老年医疗护理员培训并考核合格，具备老年医疗护理知识和技能的照护人员，并具有一定从业经验的人员。

2. 具有较强的沟通能力、职业责任感和职业道德，关爱、尊重、理解、包容老年人。

3. 有较强的法律安全意识，了解《中华人民共和国老年人权益保障法》，维护老年人的合法权益、保护老年人及其家庭的秘密和隐私。

4. 熟悉医疗机构、养老机构、医养结合机构、临终关怀机构、社区卫生服务中心护理员（站）、护理中心、医养等相关规章制度、护理员岗位职责等。

（三）基本技能要求

1. 熟悉老年人的常见疾病及照护要求，掌握老年人常见疾病使用药物的注意事项。

2. 掌握老年人的生理、心理特点、生活照护的特点与技能等，包括掌握老年人营养需求和进食原则，熟悉老年人的饮食种类、营养需求、进食原则、注意事项等。

3. 能够应对老年综合征，如吞咽困难、视听障碍、睡眠障碍、便秘、大小便失禁、压疮、营养障碍、疼痛、坠积性肺炎、意识障碍等情况的表现、预防和照护措施。能够应对老年人常见的突发事件，如走失、触电、噎食、跌倒/坠床、烫伤、管路滑脱等进行预防与应对。

4. 掌握老年人终末期安宁疗护相关知识，能够对老年人常见心理问题进行应对，对异常心理行为能够进行识别并采取措施。

四、养老护理员

（一）概念

从事老年人生活照料、护理服务的工作人员。从事失智老人生活照料、护理服务工作的人员。同时，失智老人照护员岗位归属养老服务行业。

（二）分级

养老护理员依据能力共设五个等级，为五级（初级工）、四级（中级工）、三级（高级工）、二级（技师）、一级（高级技师）。

（三）基础知识要求

1. 职业工作须知　主要包括服务礼仪规范，职业安全和个人防护知识，自我心理调试相关知识，在机构、社区和家庭提供服务基本规范常识以及人际关系处理原则，沟通交流方法等。

2. 老人照护基础知识　主要包括老年人心理、生理特点，老年人照护特点，老年人常见病照护重点，老年人常见问题观察方法，老年人饮食种类及营养需求，老年人常见冲突和压力处理方法，老年人照护记录方法，老年人康复理念、康复与健康的关系等。

3. 安全卫生、环境保护知识　主要包括老年人安全防范及相关知识，老年人卫生防护知识、环境保护知识、食品安全知识、急救常识，自然灾害应对处理知识等。

4. 消防安全基础知识　主要包括火灾危险性、火灾预防知识和措施，用火、用电、用气安全常识。消防安全标识及含义，报火警、扑救初起火灾、自救互救和逃生疏散知识。建筑消防设施性能、灭火器材使用方法，建筑火灾逃生避难器材使用方法，消防违法行为处罚相关法律知识等。

5. 相关法律法规知识　主要包括《中华人民共和国老年人权益保障法》《中华人民共和国劳动法》《中华人民共和国劳动合同法》《中华人民共和国消防法》《中华人民共和国食品卫生法》相关知识等。

（四）基本技能要求

1. 照护技能　主要包括生活照护（清洁照护、脱穿衣物、饮食照护、排泄照护、睡眠照护、环境清洁）、基础照护（体征观测、护理协助、感染防控、用药照护、风险应对、失智照护、安宁服务）等。

2. 照护评估　主要包括老年人能力评估、照护计划制定、适老环境和辅具使用评估、专项功能评估、照护计划完善、评估管理等。

3. 康复与心理服务　主要包括体位转换、康乐活动、功能促进、认知训练、康复评估、沟通交流、精神慰藉、心理辅导等。

4. 培训指导与质量管理　主要包括理论培训、技术指导、培训管理以及质量监督、质量控制、机构内部管理、质量系统评价等。

（五）职业能力要求

1. 身体健康，人格健全，视觉、听觉正常，四肢灵活、动作协调，有爱心、耐心和责任心。

2．具有较强的语言表达与沟通能力、空间感、形体知觉能力以及一定的学习、理解、分析、判断和计算能力。

五、家庭照护员

（一）概念

从事家务料理、家庭成员照护、家庭事务管理等工作的人员。

（二）分级

家庭照护员依据能力共分为四个等级，为五级（初级工）、四级（中级工）、三级（高级工）、二级（技师）。

（三）基础知识

1．礼仪常识　主要包括言谈举止，仪容仪表，社会交往礼仪，家庭人际关系等。

2．择业与就业　主要包括择业技术方法、就业技术方法，家政服务员职业心态等。

3．安全与卫生常识　主要包括安全服务常识、安全防护常识、安全救护常识以及饮食卫生常识、家庭卫生常识、环境保护常识、家政服务员卫生要求等。

（四）基本专业技能要求

1．生活照护　主要包括制作饮食、照护饮食、照护着装、清洁照护、清洁消毒、照护身心健康、陪护休闲娱乐、指导运动保健等。

2．照护技术　主要包括陪伴出行就诊、照护技术应用、安全照护、康复护理等。

3．安宁服务　主要包括照护临终病人、临终病人家属等。

（五）职业能力要求

身心健康、视觉、听觉正常，具有一定学习能力、动手能力、计算能力、语言表达能力和人际沟通能力。

六、注册护士

（一）概念

指在护理领域获得注册并拥有执业资格的专业人士。

（二）分级

注册护士依据能力共分为五个等级。

1．N0级　在教学、综合医院完成护理临床实习8个月以上，并取得相应学历证书的，通过护士执业资格考试。

2. N1级　工龄为1~5年的护士或工龄为1~3年的护师，具备一定的专业技能，并且能够独立完成基本的护理操作。

3. N2级　工龄为5年以上的护士或工龄为3年以上的护师，具备更深入的专业知识和技能，能够完成较复杂的护理操作。

4. N3级　工龄为5年以上的聘任主管护师或聘任专科护士岗位，具备更高水平的临床护理经验。

5. N4级　聘任副主任护师以上，具备丰富的临床护理经验和一定的管理经验。

（三）基础知识要求

1. 医学基础知识　主要包括人体解剖生理学基础知识、病理学基础知识、药学基础知识、护理学基础知识等。

2. 伦理学与法律知识　主要包括护理伦理与职业道德、医疗法律法规等。

（四）基本技能要求

1. 护理技能与操作　主要包括常规护理、特殊护理、预防感染、药物管理，静脉输液、注射、抽血、氧疗、导尿、换药等护理技术操作等。

2. 护理评估技能　护士需要具备对患者的身体状况、生命体征、病史等信息进行准确、全面的评估技能，以及对不同情况下的护理计划和护理方案进行制定和调整的能力。

3. 管理技能　主要包括对护理团队成员的管理、对患者的服务管理、对医院资源的合理利用等。

4. 教育技能　主要包括对患者及其家属的健康宣教、护理知识的普及、对实习生和新员工的培训等。

5. 心理护理技能　主要包括对患者的情绪支持、心理疏导、心理评估等方面。

（五）工作职责

1. 在护士长领导及护师指导下进行工作，认真执行本岗位工作规范。办理入院、出院、转科、外院就医手续，完成各项记录及文件的书写，做好本科区在院老年人的健康档案保存。

2. 按时巡视老年人居室，发现异常情况及时处理并报告，做好与老年人及其家属的沟通工作，定期为老年人进行健康宣教及安全教育工作。征求老年人意见并做好解释工作，无法解决的上报护士长，做到持续改进护理工作。

3. 按时完成老年人的年度评估，老年人病情变化时及时完成即时评估。配合社工组织老年人的文体娱乐活动，保障老年人在活动中的安全及突发事件的处理。做好科区物资、器材的使用及保管记录工作。

4. 指导实习护士或试用期护士、养老护理员、送餐员、保洁员的工作，检查完成情况并记录汇报。按时完成护士继续教育，参加护理教学和科研工作，总结工作中的经验，撰写论文。

七、非正式照护人员

（一）现状

在我国，老年人是家庭不可分割的一部分，很多家属会减少有偿工作时间来照顾无法自主生活的老年人。据相关研究表明，我国患有老年痴呆症家庭成员的非专业护理人员中有15%辞去工作或削减有偿工作时间。因此，非正式照护人员在老年健康照护的过程中也发挥了很重要的作用。

（二）人员构成

非正式照护人员包括家庭成员、邻居、志愿者等，其中包括我国在内的世界任何地方，家庭成员仍然提供最大部分的长期照护。

（三）推进发展家庭照护

长期照护系统应支持而不是取代目前的非正式照护人员。2000年WHO《建立老年人长期照护的国际共识》报告中强调了"对家庭，朋友和其他非正式照护提供者的支持"。对家庭照护人员持续提供支持和帮助可降低照护压力，提高其生活质量，进而改善老年人健康水平。家庭照护方式需要与现有卫生服务系统对接，需要和各级卫生服务机构紧密衔接、相互协作。

（四）加强支持家庭照护

在缺乏健全的长期照护服务体系情况下，家庭照护人员在承担照护责任时，在心理、情感、体力等方面将承受更沉重负担，照护质量将大打折扣，照护对象尊严也将有所冒犯。全球证据表明，家庭照护人员需要获取足够的支持来履行责任，在包括急性期照护、中期照护、长期照护、安宁疗护等阶段履行照护责任，发挥关键作用。

家庭照护者应被视为帮助老人获得家庭照护服务、缓解公共卫生系统紧张资源状况的卫生人力组成部分，应有权享有足够的来自公共卫生系统的支持和帮助。如获取针对在家照护慢性疾病患者和老年痴呆患者、预防跌倒和其他并发症的培训和教育规划，提供短期喘息性照护服务使家庭照护人员能够克服与社会脱节的困难，对贫困老年人或为照护老年人而致贫的家庭照护人员应给予资金补贴。

思考题

1. 医养结合人才有哪些?
2. 如何完善医养结合人员的薪酬制度?
3. 老年健康照护有哪些新职业?

参考文献

［1］冯运红，李小平，胡德华，等. 医养结合模式下中国养老服务人才培养策略［J］. 中国老年学杂志，2021，41（11）：2444-2447.

［2］席杨娟，张文光，李晓俞，等. 医养结合模式下护理专业人才的现状分析［J］. 护理研究，2019，33（9）：1556-1558.

［3］彭树涛. 加快建设"新医科"着力培养卓越医学创新人才［J］. 中国高等教育，2020，（9）：35-37.

第八章

医养结合信息化体系

随着信息技术的成熟，为医养结合信息化发展提供了有力支撑。医养结合信息化能够实时采集信息，形成医养大数据，强化医养结合精细化管理。本章通过梳理医养结合信息化的背景，厘清医养结合的信息化概念，进一步明确医养结合信息化的特点。同时提出医养结合信息化的重点任务，从学理角度探讨医养结合信息化的应用价值，进而揭示医养结合信息化的现存挑战。在医养结合信息化数据赋能部分，通过数据层面、应用层面和平台建设三个层面探讨医养结合信息化有关数据赋能的基本机制。在医养结合信息化技术与适老化部分，通过探究人工智能、物联网、大数据和云计算等关键核心技术，实现相关技术与医养结合信息化产品的场景应用和适老化设计的有效衔接。

第一节　医养结合信息化概述

一、基本概念和主要内容

（一）基本概念

医养结合信息化是指通过运用先进、高效的信息技术手段，将医疗资源与养老资源进行深度融合和优化配置，以实现社会资源利用的最大化和最优化的发展模式。这种发展模式以"医养一体化"为核心，全周期性地关注客户的生命健康，集医疗、健康、养生、养老等多元化功能于一体，构建云存储动态健康档案，通过各种信息手段为老年人提供全方位、个性化的健康管理和养老服务。

在医养结合信息化模式下，老年人健康医疗服务被放在首要位置，通过运用信息化技术手段，可以实现医疗和养老机构之间的信息共享和协同工作，提高医疗和养老服务的整体水平。同时，这一模式将养老机构和医院的功能相结合，把生活照料和康复关怀融为一体，为老年人提供新型养老服务模式。旨在应对人口老龄化带来的医疗和养老需求不断增长的问题，通过全面提升老年人的生活质量和健康水平，实现社会资源的优化配置和利用最大化。同时，它也为政府、医疗机构和企业提供了一个创新的平台，推动医疗和养老服务的持续发展。

（二）主要内容

1. 关注老年人的身心健康和生活质量　医养结合信息化利用智能化技术和管理方法，为老年人提供全方位、多层次的服务，包括医疗保健、日常生活照料、休闲娱乐等多个领域，旨在提高老年人的生活质量，使其在晚年生活中更加健康、快乐、幸福。

2. 强调智能化技术的应用　医养结合信息化借助物联网、云计算、大数据、人工智能等先进的信息技术，实现老年人的全面健康管理和生活服务的智能化、个性化、便捷化、高效化和社会化，为老年人提供更加舒适、便捷、安全、智慧的生活环境。

3. 注重老年人的个性化需求　医养结合信息化通过对老年人的身体状况、生活习惯、兴趣爱好、心理状态等多方面信息的分析，为每位老年人提供符合其自身特点和需求的个性化服务，如定制化的健康管理、生活照料、休闲娱乐等，使其能够更好地应对老龄化带来的各种挑战，实现晚年生活的尊严和自立。

4. 注重协同化的体系建设　医养结合信息化不仅关注老年人的身心健康和生活照料，还对其社会参与等方面进行全面关注，涉及家庭、社区、医疗机构、政府等多方面的参与，旨在为老年人提供全方位、多层次、体系化的服务。在这个体系中，各个参与方需协同合作，共同为老年人提供医养结合服务。

三、医养结合信息化的特点

（一）智能化

医养结合信息化的核心在于智能化。它综合运用物联网、云计算、大数据、人工智能等新一代信息技术，实现老年人的生活、健康、安全等多方面的智能化管理和服务。例如，通过智能设备如可穿戴设备、智能家居、健康监测设备等，实现老年人生活数据的实时采集和健康状况的监测。这些数据经过云计算和大数据技术处理后，可为老年人提供个性化的健康管理和服务方案。

（二）个性化

借助大数据、人工智能等技术，医养结合信息化的服务可针对每位老年人的不同需求和身体状况，进行精准的健康监测和数据分析，提供个性化的服务方案。通过对老年人的身体状况、生活习性、兴趣爱好、心理状态等多方面信息的分析，为每位老年人提供符合其自身特点和需求的健康管理、生活照料、休闲娱乐定制化智能设备和服务方案，使得老年人的生活更加舒适和便捷。

（三）协同化

医养结合信息化不仅仅是提供给老年人的单一服务，而是一个涉及家庭、社区、医疗机构、政府等多方面的综合性服务体系。在这个体系中，各个参与方需协同合作，共同为老年人提供全方位、多层次的服务。例如，家庭成员可与社区工作人员合作，共同为老年人提供更为全面的照顾。同时，医疗机构和政府也需要协同合作，以确保老年人能够获得及时、高效、公平的医疗服务。在这个综合性服务体系中，信息技术发挥着至关重要的作用。通过信息化手段，可以更加便捷地获取老年人的健康信息，以及更加高效地进行医疗资源的分配和管理。除了家庭、社区、医疗机构和政府之外，社会力量也是推动医养结合信息化的重要力量。例如，慈善机构、志愿者组织等可以与政府合作，共同为老年人提供更加贴心、细致的服务。同时，企业也可以通过信息化手段为老年人提供更加便捷、高效的服务，例如在线购物、在线预约等。

（四）便捷化

医养结合信息化借助先进的信息技术，能够实现各类服务的高效便捷。老年人和相关服务机构可以通过智能设备或移动应用程序实时沟通，及时获取老年人的生活和健康状态信息，为其提供快速响应和精准服务。此外，医养结合信息化还可通过大数据分析和预测，提前发现老年人的健康和服务需求，为其提供更加前瞻性的服务，并且与医疗机构、政府等及时沟通，为老年人提供最适合的生活照料和社会支持。

（五）动态化

医养结合信息化注重服务的连续性。老年人的生活和健康状态是动态变化的，因此，其需求也在不断变化。医养结合信息化服务体系能够实时跟踪老年人的变化，不断调整和优化服务方案，确保老年人始终获得最适合的服务。此外，医养结合信息化还可为老年人提供包括康复护理、长期照料、临终关怀等在内的连续性服务，满足其不同阶段的需求。

四、医养结合信息化的重点任务

（一）技术创新和研发

医养结合信息化是信息技术和养老服务的深度融合，技术创新和研发是医养结合信息化产业发展的重要推动力。未来需要进一步加强信息技术创新和研发，推动医养结合信息化技术的不断升级和发展。例如，物联网、云计算、大数据、人工智能等技术的应用将会成为未来医养结合信息化技术的重要方向，需要加强研发和应用，提高医养结合信息化服务的智能化水平。

（二）服务模式的创新和完善

医养结合信息化服务模式是该产业发展的核心，服务模式的创新和完善是推动医养结合信息化产业发展的重要保障。未来需要加强服务模式的创新和完善，探索更加符合老年人需求的服务模式和服务产品。例如，个性化定制服务、线上线下结合服务等模式将会得到更广泛的应用和推广。

（三）与医疗体系的深度融合

医养结合信息化与医疗体系的深度融合是未来发展的重要趋势。未来需要加强医养结合信息化与医疗体系的深度融合，实现老年人健康管理和医疗救助的智能化、高效化和专业化。例如，通过智能化监测设备实现实时健康监测和预警，通过医疗救助平台实现快速医疗救助和服务等。

（四）提高普及率和可及性

目前，医养结合信息化服务的普及率和可及性还有待提高。未来需要加强医养结合信息化服务的普及率和可及性，让更多的老年人享受医养结合信息化服务。例如，通过政策扶持和引导，推动医养结合信息化服务的普及和应用；同时，通过提高服务质量、降低服务成本等手段，提高医养结合信息化服务的可及性和可负担性。

（五）加强国际合作与交流

医养结合信息化产业是一个新兴的产业领域，加强国际合作与交流对于推动该产业的发展具有重要的意义。未来需要加强与国际组织和企业的合作与交流，引进国外先进的理念和技术，推动我国医养结合信息化产业的发展。例如，可以与国外企业合作开展技术研发、人才培训等方面的工作；可以引进国外先进的养老服务模式和管理经验等。

五、医养结合信息化的应用价值

医养结合信息化是一种应用型的养老服务模式，融合了现代信息技术和养老服务，为老年人提供更加便捷、个性化、智能化的养老服务。医养结合信息化的意义和价值主要体现在提高老年人的生活质量、降低社会和家庭的负担、促进信息技术的创新和发展以及推动产业结构的调整和升级4个方面。

（一）提高老年人的生活质量

随着老龄化社会的到来，老年人的数量不断增加，而老年人的生活质量也成为社会关注的焦点。医养结合信息化可以通过智能家居设备等智能化手段实现智能化控制家庭环境，提高老年人的生活舒适度，实现对老年人生活和健康状况的实时监测、预警和干预，提高老年人的生活质量。

（二）降低社会和家庭的负担

老年人随着年龄的增长，身体机能逐渐衰退，需要更多照顾和护理。传统的养老方式往往需要投入大量的人力、物力和财力，给社会和家庭带来了较大的负担。医养结合信息化可以通过智能化养老服务平台等智能化手段实现全国范围内的养老服务资源整合和调配，提高服务效率和质量，同时也可以减少服务成本，进而降低社会和家庭的负担。

（三）促进信息技术的创新和发展

医养结合信息化是信息技术和养老服务的深度融合，也是信息技术在养老领域的创新应用。医养结合信息化的发展可以促进信息技术的不断创新和发展，推动我国信息产业的升级和发展。

（四）推动产业结构的调整和升级

医养结合信息化的发展可以推动我国养老产业的调整和升级，促进相关产业的发展和壮大，为我国经济发展注入新的动力。

六、医养结合信息化现存挑战

（一）信息安全与隐私保护

保障信息安全是国家安全和社会发展的重要保障。信息安全与隐私保护能够确保个人信息不被泄露或被不当使用，避免信息泄露引发诈骗、身份盗窃等犯罪行为，保障社会安全。在保障个人健康信息安全和隐私方面，我国已经出台了一系列法律和政策，如《个人信息保护法》《医疗信息管理办法》等。这些法律和政策对医养结合信息体系提出了更高的隐私保护要求，需要体系的建设和维护过程中严格遵守和执行。

医养结合信息体系涉及大量的个人健康信息，这些信息具有很高的隐私性和敏感性。一旦泄露或被不当使用，可能会对患者的隐私和权益造成严重侵犯。同时，随着信息化体系的建立，医养结合信息体系面临的信息安全风险也越来越复杂。不仅有来自外部的攻击和窃取风险，也有来自内部的人员操作失误或恶意行为的风险。如何防范和应对这些风险，确保信息的安全和隐私，是医养结合信息体系必须面对的挑战。为保障个人健康信息安全和隐私，需要采取如数据加密、访问控制、身份认证等一系列技术措施保护信息的安全和隐私，防止数据泄露和滥用。

（二）技术更新与人才培养

随着信息技术的迅速发展，人工智能、大数据和云计算等新技术工具不断涌现，医养结合信息体系面临着持续优化的挑战。如何适应不断变化的技术环境，紧跟技术发展的步伐并将其有效应用到医养结合信息体系中，是一项长期且艰巨的任务。同时，医养结合信息体系建设的培养，需要具备医疗、养老、信息技术等领域知识，兼具创新思维和实际操作能力的复合型人才对于医养结合信息体系的建设和维护至关重要。

医养结合信息体系建设需要跨学科的合作和协调。医疗、养老、信息技术等领域的人才需要相互协作，共同解决问题，创新发展。这种跨学科的合作可以促进知识的共享和技术的交流，推动医养结合信息体系的优化和发展。由于信息技术更新换代速度很快，为了保持医养结合信息体系的高效运行和不断创新，需要对现有的人才进行定期培训和继续教育。这可以帮助他们掌握最新的技术和工具，提高他们的技能和素质。

（三）政策支持与监管机制

政府在医养结合信息体系建设中扮演着重要角色。政策的引导和支持可以促进信息体系的建设和发展，为医养结合服务提供有力支撑。而建立健全的监管机制是确保医养结合信息体系规范运行的重要保障。通过对信息体系的管理和监督，可以确保信息的真实性、完整性和安全性，防止信息泄露和滥用。同时，监管机制还可以促进各机构之间的协作和沟通，推动信息共享和整合。

目前我国医养结合信息化体系建设政策支持与监管体系之间尚需相互协调，政府在制定政策时，需要充分考虑医养结合信息体系的特点和需求，确保政策的针对性和可行性。在建立监管机制时，需要考虑到政策的落实和执行情况，确保监管机制的有效性和可持续性。在制定政策和建立监管机制方面，可以借鉴国外已有的经验和做法。通过对国外医养结合信息体系的发展历程和成功案例进行分析和研究，可以找到适合我国国情的政策和监管机制，为我国医养结合信息体系建设提供有益的参考。

（四）社会认知度与推广普及

提高社会认知度和推广普及是当前我国医养结合信息体系面临的重要挑战。公众对医养结合信息体系的认知度高低直接影响到信息体系的推广和应用效果。对于医养结合服务，许多人认为医养结合仅是面向高龄或身体状况较差的老年人，或是认为医养结合服务仅能提供基本的医疗和养老服务。推广普及医养结合服务可以增加老年人和家庭对服务的了解和接受程度。提高社会认知度能够消除这些误解和偏见，使更多人了解并接受医养结合服务。

目前医养结合体系在媒体宣传上的力度还不够，宣传渠道有限、受众群体特定、服务内容复杂，导致许多老年人及其家庭对其了解不足，在社会中的认知度相对较低，许多人对医养结合的概念内容了解过于片面。目前我国医养结合信息体系在示范基地的建设和展示方面相对滞后，缺乏示范基地将导致老年人及其家庭无法直观感受到医养结合服务的优势和效果，从而影响服务的推广和应用。为应对这些挑战，需要采取多种措施，如加强媒体宣传、建立示范基地、培养专业人才等，推动医养结合服务的普及和应用，为老年人和家庭提供更好的健康保障和服务体验。

第二节　医养结合数据和平台系统

一、医养结合数据

（一）数据来源

医养结合涉及政府政策、医疗卫生、社会保障、智能设备生产、家政服务等多个领域。在医养结合服务的过程中，不同养老活动或场景会产生各种各样的资料、信息和数据。数据信息来源广，类型多，构成复杂。从参与医养结合服务相关的主体看，医养结合信息化数据主要来源于以下4个方面。

1. 政府部门的政策信息和档案信息，如医养结合相关政策、规划等政策文本，参与养老服务的老年人个人档案信息，如身份信息、医保信息等。

2. 提供医养结合服务的相关企业组织的养老应用APP、智能设备、服务平台等产生的数据。这是养老服务过程中相关设备、传感器、软件和平台等产生或收集到的各类数据，如日常生活中老年人携带的智能装备对其心跳、血压、血糖等的记录数据，老年人就医过程中产生的电子病历等。

3. 参与医养结合活动的老年人的个人感受信息，以及社会上、网络上其他人的评价信息等。

4. 医养结合相关研究与教学单位的文献信息，如关于老年人健康养老知识等的图书、论文、专利、标准等信息资源等。

（二）数据分类

在医养结合信息化服务过程中，各类设备或应用软件等自主采集和记录的原始数据并不是医养结合信息化数据资源，只有依据某种价值需求或服务目标，按照某种规则（或框架）对数据进行加工之后，形成的数据集，才能称为医养结合信息化数据资源。按照数据是否发生变化分，医养结合信息化数据可分为静态数据和动态数据两大类。

1. 静态数据　指老年人的身份数据、健康档案数据、各级政府有关养老的政策文本以及各种医养结合信息化的论文、专著、专利等。静态养老数据与普通文献信息资源类似，具有相对稳定性。数据一经形成，其内容在一定时期内保持不变。静态养老数据通常具有非结构化或半结构化特征，知识量较大、粒度较粗，机器难以直接理解和使用。部分国内外学者利用自然语言处理技术、知识挖掘技术等，识别各类养老文本内容。

2. 动态数据　指医养结合信息化设备、应用软件和服务平台基于互联网和实时采集和记录的数据。这类数据具有动态性、连续性、长期性和多样性四个主要特征。

一是动态性：各类医养结合信息化设备会随时随地记录老年人活动的数据，如智能穿戴设备可对脉搏次数、血压值、血糖值、体重数值等老年人身心健康状况记录监控数据等。

二是连续性：医养结合信息化数据在时间维度上是连续的，如智能手环等持续不间断地记录老年人的心跳、血压等数据。

三是长期性：医养结合信息化供给需要依据老年人身心、生活与活动数据的长期跟踪提供个性化服务。

四是多样性：不同的厂家、平台、设备、应用软件会产生不同格式的数据，不同的服务场景、服务活动，会产生不同结构的数据，这也是造成医养结合信息化数据难以共享的根源。

另外，按医养结合信息化服务主体，医养结合信息化数据可分为医养结合信息化机构数据、健康管理机构数据、医疗机构数据、保险机构数据、政府机构数据等。按照数据采集来源，可分为健康管理APP数据、传感设备数据、可穿戴设备数据、监控设备数据等。按照数据呈现方式，可分为数值数据、文本数据、图像数据、音频数据、视频数据等。按照结构化程度，可分为结构化数据、半结构化数据和非结构化数据等。

（三）数据描述

医养结合信息化数据描述是对医养结合信息化场景中数据的特征、结构以及外部关系进行描述或标注，以便养老服务主体对数据的管理和利用，通常包括以下4个方面。

1. 数据结构描述　不同的医养结合信息化设备或平台有不同的数据记录格式和数据结构，一般包括数据元素的名称、类型、长度、格式等信息。

2. 数据语义描述　对医养结合信息化场景中数据所反映的活动内容进行语义标注，以便应用软件或智能设备对数据采集和利用。通常使用数据标识符对数据进行唯一标识，以便对数据进行查找和管理。对数据的含义、范围和限制等进行定义，对数据之间的层次关系、从属关系和引用关系等进行描述，对数据的取值类型、取值范围和单位数据进行界定等。

3. 数据质量描述　对医养结合信息化数据进行质量评估和描述，以便对数据进行筛选和清洗。包括数据的正确性、精准性和完整性，数据的逻辑一致性、时间一致性和空间一致性，数据的来源可信度、处理可信度、管理过程可信度等。

4. 数据标准描述　各医养结合信息化服务主体往往拥有自己的数据资源分类或组织方式，医养结合信息化数据来源不一，对老年人需求的理解和采集不一，有着不同的术语体系或数据统计方法。应完善数据描述标准体系建设，畅通医养结合信息化数据在各服务主体之间的共享与利用。

（四）医养结合数据应用

1. 健康档案管理　健康档案管理通过收集老人的个人信息，家属信息，健康状况，兴趣爱好等，进行动态统一管理，便于管理者、医生、护工查看老人的基本信息，为老人提供个性化的健康管理服务，如健康咨询、健康评估、健康指导等。同时，健康档案管理还可以为医生提供患者的基本信息、病情记录、诊断结果等，以便医生更好地了解患者的病情，制订更好的治疗方案。

2. 疾病风险预测　疾病风险预测通过收集个体的生理、心理、环境等方面的数据，运用统计学和机器学习算法进行分析和建模，利用大数据、人工智能等技术对个体患病的可能性进行预测，为个体提供个性化的健康干预和预防措施，减少医疗费用和医疗资源的浪费。同时，对于医疗机构和医生来说，也可以提供更精准的诊断和治疗方案，提高医疗服务的效率和质量。

3. 个性化健康管理方案　个性化健康管理方案是医疗机构或企业应用健康管理类数据，开展趋势分析、风险筛查、健康计划、预防保健、慢病管理、紧急救助等个性化健康管理服务，结合医学知识与科技手段，为个体提供量身定制的健康干预和预防措施。

二、医养结合服务信息平台

医养结合服务信息平台利用科学技术使传统养老模式升级和支撑，面向老人开展物联化、互联化、智能化的医养结合服务，将老人与家庭成员、社区、机构等进行联系，提供优质的健康和养老服务。

（一）概述

医养结合服务信息平台建设是指利用现代信息技术，建立智能化的养老服务平台，为老年人提供全方位的健康管理、生活照料、医疗护理等服务。医养结合信息化平台依托云计算、互联网、大数据技术，对智能硬件、健康数据、养老数据等进行采集和分析，全方位服务于各种养老模式中。其中智能硬件包括可穿戴设备、陪伴机器人等智能养老产品，软件包括支持智能移动终端APP、小程序、电脑端Web等数据采集、分析、应用载体。

医养结合服务信息平台建设在推动医养结合信息化发展中的关键作用。通过整合医疗、养老、康复、健康管理等方面资源，可实现信息共享和资源优化配置，提高健康养老服务的质量和效率。通过个人、家庭、社区、机构与健康养老资源的有效对接和优化配置，可推动健康养老服务智慧化升级，提升健康养老服务质量效率水平，为老年人提供更加便捷、高效、安全的服务。

《医养结合信息化产业发展行动计划（2021—2025年）》指出，做强医养结合信息化软件系统平台，加快建设统一权威、互联互通的全民健康信息平台，实现健康数据的有效归集与管理。鼓励企业开发具有多方面、多种类健康管理分析功能及远程医疗服务功能的应用软件及信息系统，提升健康服务信息化水平。推进建设区域医养结合信息化服务综合信息系统平台，依托区域养老服务中心，推进养老补贴、养老服务、行业监管信息化，实现老年人信息的动态管理。鼓励企业面向居家、社区、机构等场景，开发养老服务管理系统、为老服务信息平台，强化物联网、人工智能等基础能力，联动云管边端，丰富服务种类，提升服务质量，实现服务的流程化标准化。

（二）基本构成

1. **信息采集监控模块** 利用腕带标签等设备完成对老人身体健康数据采集，包括血压、心率、体温等生理参数，每位老人的身份信息和行为数据，实时地理位置信息等环境数据，以及家属、医护人员等相关信息。利用视频监控能够控制摄像头查看老人所在的具体位置和相应区域情况。

2. **信息存储模块** 对采集到的老年人的生理参数、行为数据、环境数据等，以及家属、医护人员等相关信息进行存储和管理，以便后续的数据分析和挖掘。确定数据来源是从数据库中读取数据还是从其他系统中获取数据，数据格式是结构化还是非结构化数据。根据数据格式和大小选择合适关系型数据库、NoSQL数据库、文件系统等存储方式，根据业务需求选择合适的数据处理方式。

3. **信息处理模块** 对采集层处理后的数据进行存储、加工、变换和传输，以便后续的数据分析和挖掘。对原始数据进行清洗、去重、格式转换等操作，将来自不同来源的数据进行整合，形成一个完整的数据集。对数据集进行统计分析、聚合操作、特征提取、加工变换，以供后续分析使用。

4. 服务场景模块 通过对涉老数据信息的采集、汇总、分析研判，实现养老机构智慧化运作和管理，集合基础信息、物联网信息和第三方信息形成养老信息数据资源系统，支持专业型终端、无线POS终端、手机终端等不同应用程序，实现信息共享，为老年人提供实时、快捷、高效、低成本、物联化服务。将老人健康数据上传至医疗服务模块进行分析，为老人提供健康评估、在线咨询、用药管理等服务。

5. 通知联络模块 通过短信服务、微信小程序、APP等形式与老人家属进行沟通交流，家属通过能够实时查看老人健康数据的变化情况。当老人健康出现问题时，系统将通过该模块通知家属老人健康状况。

（三）模式

1. 整合化服务模式 通过医养结合信息化服务平台整合医疗、康复、生活照料、心理关怀等各类资源，提高养老服务的运营效率，降低服务成本，实现更高品质、更低成本的一站式养老服务提供，方便老年人根据自身需求选择和使用。

2. 跨界化服务模式 医养结合机构与医疗器械、智能家居、互联网科技等其他领域企业进行合作，将先进的技术手段应用于养老服务中，优化养老服务的管理流程，降低运营成本，提高服务质量和效率，实现资源共享、优势互补，提高养老服务的综合性能和产业的可持续发展，在竞争激烈的市场环境中更具优势。

3. 社区化服务模式 医养结合服务向社区延伸，为老年人提供便捷、全面的养老服务。在这一模式下，利用互联网技术，整合社区内的医疗、康复、教育、娱乐等资源，构建一个跨领域的养老服务网络。老年人可以在社区范围内享受一站式的养老服务，既增强了服务的可及性，又降低了老年人的生活成本。

4. 远程化服务模式 远程化服务模式是指利用互联网、物联网、移动通信等技术，医养结合信息化服务平台可以随时随地掌握老年人的健康状况和需求，为他们提供及时、有效的支持。同时，远程服务能力的提高使得家庭成员可以更加方便地关注和参与老年人的养老过程，进一步保障家庭关爱的温暖。

5. 个性化服务模式 在医养结合信息化产业中，基于大数据技术的应用，服务提供者可以根据老年人的个人需求、健康状况、兴趣爱好等多维度信息进行精准分析，进而提供高度个性化的养老服务方案。如根据老年人的生活习惯、饮食口味、运动喜好等信息，为其定制个性化的生活照料、膳食搭配和锻炼计划，满足其独特需求。

6. 互动化服务模式 通过互联网技术实现老年人与服务提供者、家庭成员、其他老年人之间的实时互动与信息共享。老年人可以随时向服务提供者反馈自己的需求和意见，服务提供者则可以根据这些反馈调整服务内容和方式。同时，有助于增进老年人之间的交流与友谊，提高老年人的生活质量；增强家庭成员对老年人的关爱，实现家庭成员与老年人的紧密互动。

7. 应急化服务模式 通过采用先进的传感器、监控设备和智能分析系统，医养结合信息化平台服务可以实时监测老年人的生活环境，通过智能终端呼救功能能够激活视频联动系统进行协同定位，以帮助管理人员快速准确地完成老人健康状况查看和救助任务，预防意外事故的发生。同时，这些设备和系统可以为老年人提供紧急呼叫功能，确保他们在遇到突发状况时能够得到及时的救援。

（四）安全性设计

1. 数据安全保护　通过建立终端和云平台之间的安全传输通道，加强数据加密、数据脱敏、双向身份认证、访问控制、传输加密等数据安全技术应用，为医养结合信息化的各个环节提供数据安全和数据信任。可采用加密技术可将明文转换为密文，防止未经授权的人员访问和使用数据；采用认证技术以验证用户的身份，确保只有授权人员才能访问和使用数据；授权技术控制用户对数据的访问和使用，保护数据的机密性和完整性；审计技术记录用户对数据的访问和使用情况，进行审计和追踪。

2. 用户隐私保护　加强医养结合服务信息平台的数据管理和安全管控，对传感器采集的老人相关数据进行加密保护，防止未授权设备或人员接入平台系统窃取个人隐私。严格规范用户个人信息的收集、存储、使用和销毁等行为，确保数据安全和用户个人信息符合保护安全标准要求。

3. 系统稳定性保障　医养结合服务信息平台的系统稳定性保障措施包括确保设备接入的稳定性，在网络环境差或断网的环境也要能够工作，数据在网络恢复后能够同步。提高医养结合信息化平台稳定性和可靠性。

三、医养结合管理信息平台

国家卫健委建设了全国医养结合信息管理系统，该系统是综合性信息管理平台，整合和管理医养结合管理数据和资源，包含医疗数据管理、养老数据管理以及资源整合与分配等内容，目标是加强医疗机构与养老机构之间的合作与协调，提供更为全面和综合的医养结合服务。

医养结合信息系统的功能包括掌握基本情况、信息填报、档案管理、视图展示、数据报表、导出申请管理、在线咨询及系统设置服务八大部分。一是基本情况。通过医养结合信息系统可以了解养老机构内开设医疗情况、医疗机构内开设养老服务情况、嵌入式机构情况、养老未备案机构情况以及各个服务类型人员的数量（执业医师、注册护士和康复治疗师）。掌握医疗服务人员、医养结合财政投入、医院登记和经营性质以及各地区医养机构数量情况。另外，在各地区医养机构数量功能区，可以了解各市的医养结合机构数量情况。二是信息填报功能，主要包括省级医养结合的信息填报工作。三是档案管理功能，主要包括医养结合机构档案、市级填报档案和县级填报档案。四是视图展示功能，通过视图展示了解医养机构基本情况、医养结合机构性质、机构人员和服务人员、签约、培训、财政和彩票投入状况、机构地图、重点指标监测。五是数据报表功能，通过数据报表可以了解机构概况和机构注销报表。六是导出申请管理功能，通过此功能可以导出申请记录和数据审批记录。七是在线咨询功能，用户可以通过在线咨询和留言板两种形式进行咨询。八是系统设置服务，用户可以掌握自己的个人中心、操作日志、市级账号管理、省直管和省直辖账号等情况。

第三节　医养结合信息化关键技术和适老化设计

一、医养结合信息化的关键技术

（一）人工智能技术

人工智能（artificial intelligence，AI），是通过研究开发理论、方法、技术及应用系统等，模拟、延伸和扩展人类智能的新型技术科学。不仅包含多种技术，而且可以通过计算机模拟人类的思维过程和智能行为，如学习、推理、思考、规划等，以实现更高层次的应用。人工智能的发展迅速，已经广泛应用于多个领域，如机器人、语言识别、图像识别、自然语言处理和专家系统等。

2017年，国务院印发《新一代人工智能发展规划》，制定"三步走"的发展战略。到2030年，人工智能理论、技术与应用总体达到世界领先水平，成为世界主要人工智能创新中心。在智能健康和养老领域，要求加强群体智能健康管理，突破健康大数据分析、物联网等关键技术，研发健康管理可穿戴设备和家庭智能健康监测设备，推动健康管理实现从点状监测向连续监测、从短流程管理向长流程管理转变。建设智能养老社区和机构，构建安全便捷的智能化养老基础设施体系。加强老年人产品智能化和智能产品适老化，开发视听辅助设备、物理辅助设备等智能家居养老设备，拓展老年人活动空间。开发面向老年人的移动社交和服务平台、情感陪护助手，提升老年人生活质量。

2022年，科技部、教育部、工信部等六部门印发《关于加快场景创新以人工智能高水平应用促进经济高质量发展的指导意见》，要求围绕安全便捷智能社会建设打造重大场景。医疗领域积极探索医疗影像智能辅助诊断、临床诊疗辅助决策支持、医用机器人、互联网医院、智能医疗设备管理、医养结合信息化、智能公共卫生服务等场景。养老领域积极探索居家智能监测、智能可穿戴设备应用等场景。农村领域积极探索乡村智慧治理、数字农房、在线政务服务等场景。

（二）物联网技术

物联网（internet of things，IoT）是基于互联网、传统电信网等的信息承载体，它让所有能够被独立寻址的普通物理对象形成互联互通的网络。物联网的关键技术包括射频识别技术、传感网、M2M系统框架、云计算等。通过信息传感器、全球定位系统、红外感应器、激光扫描器等装置，实时采集、监控和连接互动的物体或过程，分析其声、光、热、电、生物、位置等各种信息，完成物与物、物与人的泛在连接，实现对物品和过程的智能化感知、识别和管理。

2021年，工信部、国家发改委、科技部等八部委印发《物联网新型基础设施建设三年行动计划（2021—2023年）》，明确了未来三年的发展目标。到2023年底，在国内主要城市初步建成物联网新型基础设施，含智能感知、网络传输、平台应用等多个领域，构建起完整的物联网生态系统。在民生消费领域，鼓励物联网企业与康复辅具生产商、养老机构、运动场馆等跨界合作，加快推动可穿戴设备、智能医疗健康产品、智能体育装备等应用普及，研发具有个人健康监测功能的智能可穿戴设备，推动具备医疗性能、诊断级性能的感知终端临床应用。在老年人照护领域，智能监测技术可进行全天候守护，可部分取代人工服务。物联网技术在体征监测和行为监测方面可发挥重要作用。

1. 体征监测技术　对老年人生命体征监测属于生物传感技术领域，从使用方式上可划分为接触式有感体征监测技术和非接触式无感体征监测技术两类。接触式有感体征监测技术依据传感机制可分为机械传感器、电子传感器、光学传感器和化学传感器，依据检测方式是否浸入人体分为有创检测和无创检测。当前研究热点集中于电化学和光学传感器，以及对代谢物、细菌和激素等生物标志物的无创监测，目标是实现持续性监测，扩大可监测的生化标志物类型，更加全面地感知人体的健康状况。非接触式生命体征监测技术可在一定距离隔空监测生命体征信号。根据传感机制的不同，主要包括压电、光纤、激光、红外、多普勒雷达传感。当前研究热点集中于心率、呼吸、血压以及体温4项生理指标。

2. 行为监测技术　行为检测是通过各种传感器采集人体行为数据，利用计算机自动检测技术分析和理解人体各类运动和行为的过程。根据采集数据类型的不同，分为基于视觉传感、基于环境传感、基于位置传感的人体行为识别。从传感器佩戴方式上可划分为接触式有感行为识别与非接触式无感行为识别技术。接触式有感行为识别需随身携带可穿戴式传感设备，根据检测信号的类型分为生物电信号传感器、力学传感器、定位传感器。生物电信号如心电、脑电、肌电等是人体生理状态的重要表征，可为行为识别提供重要线索，可穿戴外骨骼机器人、运动分析与诊断、日常行为监测、虚拟现实等多个领域均借助此类传感器。无感行为识别减少了感知设备对老年人日常生活的影响，包括基于图像信息和基于环境监测信息两类行为识别技术。其中基于环境监测信息的行为识别技术通过部署在家庭环境中的各类传感器采集数据，经算法分析处理，对老人的行为进行识别，多应用于居家养老场景。

（三）大数据技术

大数据（big data）所涉及的资料量规模大到在获取、存储、管理、分析方面远远超出传统数据库软件工具能力范围的数据集合。其特征包括海量的数据规模、快速的数据流转、多样的数据类型和价值密度低。大数据分析是处理和分析大规模、复杂和多样化数据集的过程。从技术上看，大数据与云计算的关系就像一枚硬币的正反面一样密不可分。大数据必然无法用单台的计算机进行处理，应采用分布式架构对海量数据进行分布式数据挖掘，必须依托云计算的分布式处理、分布式数据库和云存储、虚拟化等技术。

2015年，国务院印发《促进大数据发展行动纲要》，在公共服务大数据工程中提出加强医疗健康服务大数据，构建电子健康档案、电子病历数据库，建设覆盖公共卫生、医疗服务、医疗保障、药品供应、计划生育和综合管理业务的医疗健康管理和服务大数据应用体系。探索预约挂号、分级诊疗、远程医疗、检查检验结果共享、防治结合、医养结合、健康咨询等服务，优化形成规范、共享、互信的诊疗流程。鼓励和规范有关企事业单位开展医疗健康大数据创新应用研究，构建综合健康服务应用。

2021年，工信部印发了《"十四五"大数据产业发展规划》，在行业大数据开发利用行动中提出加强医疗大数据建设，完善电子健康档案和病历、电子处方等数据库，加快医疗卫生机构数据共享。推广远程医疗，推进医学影像辅助判读、临床辅助诊断等应用。提升对医疗机构和医疗行为的监管能力，助推医疗、医保、医药联动改革。

（四）云计算技术

云计算（cloud computing）是云计算分布式计算的一种，通过网络云将巨大的数据计算处理程序分解成无数个小程序，经过多台服务器组成的系统进行处理分析，得到结果并向用户提供个性化服务。云服务的主要类型有基础设施类云服务、平台系统类服务、业务应用服务3种。其中基础设施类云服务包括计算资源服务、存储资源服务、安全防护服务等。平台系统类服务包括数据库服务、大数据分析服务、软件开发平台服务等。业务应用服务包括协同办公服务、经营管理应用服务、运营管理服务等。

云计算技术的应用可为医疗服务、养老服务带来更多的个性化和智能化，提高健康管理和养老服务的质量和效率。云计算技术可以提供强大的计算和存储能力，帮助养老服务机构实现数据的集中管理和共享，医护和管理人员可以随时查看和分析，提供及时的养老服务和健康咨询。应用于养老机构的运营管理可帮助机构了解老年人的需求和偏好，优化养老服务的供给方案，支持养老机构进行人员、物资、财务等信息的集中管理，提高工作效率和服务质量。

二、适老化设计

（一）概述

适老化设计是指为了满足老年人的生理、心理特点而进行的人性化设计，旨在让老年人更好地适应数字化生活，并提高他们的生活质量。这种设计通常需要考虑老年人的视觉、听觉、触觉、认知和身体灵活性等方面的限制，为他们提供更好的使用体验和便利。适老化设计的特点包括简单易用、易于理解和操作、安全性高、舒适性好等方面。它不仅能够帮助老年人方便、安全、舒适地使用数字产品，还可以让老年人更加方便地获取医疗、养老、安全等方面的信息和服务，提高他们的健康水平、生活质量，让他们更有信心跨越数字鸿沟，享受到信息化发展带来的便利。适老化设计已经成为当今社会的一个重要议题，也是智能产品发展的一个重要方向。

（二）相关政策

2020年，国务院办公厅发布《关于切实解决老年人运用智能技术困难的实施方案》，指出要紧贴老年人需求特点，加强技术创新，提供更多智能化适老产品和服务，促进智能技术有效推广应用，让老年人能用、会用、敢用、想用。使智能化管理适应老年人，不断改进传统服务方式，为老年人提供更周全、更贴心、更直接的便利化服务。

2021年，工业和信息化部、民政部、国家卫生健康委员会印发《医养结合信息化产业发展行动计划（2021—2025年）》，指出推动智能产品适老化设计，提升老年人智能技术运用能力。鼓励企业开发具有适老化特征的智能产品，开展与老年人日常生活密切相关的互联网网站、移动互联网应用适老化改造，持续优化老年人使用体验，同时开展老年人智能技术运用培训，提升老年人对信息技术产品的接受度。

2022年，国务院印发《"十四五"国家老龄事业发展和养老服务体系规划》，指出重点开发适老化产品，提升老年用品的适老性能，促进老年用品科技化、智能化升级。

（三）原则

1. **以老年人的需求和特点为出发点** 老年人作为特殊的消费群体，具有不同的生理、心理和社会环境需求。了解和尊重老年人的需求是开发适老化智能产品的第一步。一方面，在开发产品时，需要了解老年人的身体机能和感知能力。老年人的视力、听力和肌肉力量通常会有所下降，因此，产品的界面设计需要清晰、易读，并具备音量调节和语音识别等功能，以适应不同老年人的视力、听力和身体状况。产品的操作流程也需要尽可能简单、直观，以减少老年人的学习成本和操作难度。另一方面，需要了解老年人的生活习惯和偏好。如喜欢慢节奏生活、喜欢传统文化等。在智能产品设计时，需要考虑如何将这些习惯和偏好融入产品中，开发出真正符合老年人需求的产品。

2. **简化操作流程和界面设计** 老年人的认知和记忆能力有所下降，过于复杂和抽象的操作流程和界面设计会造成老年人的使用困难。应将操作流程和界面设计尽可能简化，让老年人能够快速上手并轻松操作。通过减少不必要的步骤和功能、使用直观的图标和符号、引入语音识别和反馈技术等，增强界面的可读性和易理解性。可将说明和指南制作成图示、语音提示、视频教程等不同的形式，便于老年人理解和学习。

3. **提高产品的稳定性和安全性** 对产品的硬件和软件进行严格测试和验证，以确保产品稳定运行。对产品进行定期维护和更新，及时修复潜在的漏洞、提升产品的性能。开发强大的密码保护功能，保障产品的安全性，通过安全提示和教育，提醒老年人注意保护个人信息和隐私，避免遭受网络犯罪的侵害。

4. **融入社交和情感因素，增强产品的互动性和趣味性** 改善产品使用体验，帮助老年人更好地融入社会。开发具有社交功能的智能产品，让老年人和家人、朋友进行互动和交流，缓解孤独感。通过触摸反馈、表情识别等情感反馈技术，让老年人可以与产品进行互动，增强产品的趣味性和吸引力。通过游戏化设计、个性化设置等功能，让老年人根据自己的兴趣和偏好定制产品，还可以增强对产品的认同感。

（四）医养结合信息化产品的应用场景和适老化设计

通过解决数字鸿沟问题和推动智能产品的适老化设计，可以帮助老年人更好地融入数字化时代，充分享受数字化服务带来的便利和乐趣，提高生活质量，减轻家庭和社会负担。同时，也有助于促进社会的数字包容和公平，让老年人也能享受到科技进步的红利。

1. 生活照料场景　家庭养老床位可依托烟雾传感器、门磁传感器、红外传感器、智能床垫等医养结合信息化产品，提供紧急呼叫、环境监测、行为感知等服务，满足居家老年人享受专业照护服务的需求。智慧助老餐厅可面向社区养老助餐场景，集成应用互联网、人工智能等技术，提供线上订餐、刷脸支付、精准补贴、膳食管理、食品安全监管等服务。智慧养老院可集成应用医养结合信息化产品及信息化管理系统，提供入住管理、餐饮管理、健康管理、生活照护等运营智慧化服务，提升养老机构运营效率。智能家居、智能机器人、智能音箱等医养结合信息化产品被广泛应用于养老院、社区养老服务中心、老年人公寓等场所。

2. 医疗保健场景　医疗机构可通过5G、超高清视频、医疗机器人等新一代信息技术及智能设备，开展远程会诊、远程康复指导等医疗服务，助力医养结合发展。医疗机构或企业可应用健康管理类智能产品，开展信息采集、体征监测、趋势分析、风险筛查、健康计划、预防保健、慢病管理、紧急救助、康复指导等个性化健康管理服务。医疗机构可选派符合资质和能力条件的护士，以"线上申请、线下服务"的模式，为出院患者或罹患疾病且行动不便的特殊人群提供互联网＋护理服务。推动健康知识的在线普及、强化数据检索、科普宣传、健康教育等互联网＋健康科普服务，以及在线咨询、预约挂号、诊前指导、紧急救助、诊后跟踪、康复指导等互联网＋健康咨询服务。智能药盒、智能血压计等医养结合信息化产品，通过互联网和移动设备，让老年人在家中享受到健康监测、慢病管理等服务，改善老年人的健康状况、预防疾病。

3. 运动健身场景　智能手环、智能跑步机、智能自行车等设备，采用语音助手等智能技术，符合老年人的使用习惯和需要，降低数字技术的使用门槛。智能化的提醒和报警功能，可为老年人提供更加人性化、舒适、安全和便利的使用体验。

4. 文化娱乐场景　智能电视、智能眼镜、智能耳机等设备，可依据年龄、教育程度、健康状况等个体特征，为老年人提供个性化的服务，丰富老年人的精神生活。采用易于操作的大字体和简洁明了的界面设计，增加老年人的生活便利性和舒适性。

思考题

1. 什么是医养结合信息化？医养结合信息化的特点有哪些？

2. 医养结合信息化数据应用体现在哪些方面？医养结合的动态化数据有哪些特征？

3. 什么是适老化设计？适老化设计的原则有哪些？医养结合信息化建设体现在适老化改造的哪些场景？

参考文献

[1] 倪语初，王长青，陈娜. 老龄化背景下我国医养结合机构养老模式研究 [J]. 医学与社会，2016，29（5）：1-4.

[2] 许彩虹，杨金侠，王章泽. 基于公共产品理论的医养结合养老模式的问题与对策研究 [J]. 卫生经济研究，2015，（11）：22-24.

[3] 荆爱珍，侯雨，齐彩虹. 基于大数据技术的医养结合养老模式研究 [J]. 湖北科技学院学报，2016，36（10）：19-21，26.

[4] 杨文杰. 中国特色医养结合服务模式发展研究 [J]. 河北大学学报（哲学社会科学版），2017，42（5）：138-144.

[5] 夏天慧，范玲. 我国医养结合养老模式发展现状研究 [J]. 护理研究，2018，32（11）：1691-1693.

[6] 李华才. 依托信息化，创建医养结合服务新模式 [J]. 中国数字医学，2015，10（12）：1.

[7] 谢玉祺. 医养结合智慧养老服务模式研究与信息化实践的思考 [J]. 电脑知识与技术，2018，14（27）：277-278.

第九章

医养结合产业体系

推动医养结合产业发展，是实现健康老龄化的重要途径，关乎老年人健康福祉和晚年生活质量。随着老年人口数量的不断增加，银发经济市场规模日益扩大。银发经济针对老年人群体的经济活动和市场，涵盖了老年人消费、医疗、健康、养老等多个领域。老年保健品在老年消费市场中占据主力位置，如何促进老年保健品行业的健康发展也是当今社会重要议题。本章将围绕银发经济、医养健康产业、老年保健品产业这三个主题的相关内容进行研究阐述，旨推动医养结合产业体系在更多领域得到应用和发展，为老年人提供更加优质、便捷的产品和服务。

第一节　银发经济

一、银发经济概述

（一）概念

银发经济是指针对老年人群体的经济活动和市场，涵盖老年人消费、医疗、健康、养老等多个领域的经济领域，为老年人提供全面、个性化的医疗健康、养老、金融等服务，促进老年人的身心健康和生活质量提升。银发经济市场潜力巨大，越来越受到社会各界的关注和重视。同时，随着政府对于医养结合服务的支持和政策扶持力度的加大，医养结合市场的发展前景更加广阔。

（二）历史背景

1. 人口老龄化趋势　随着生活水平和医疗技术的提高，人们的寿命不断延长，老年人口比例逐渐增加。老年人口数量的增加，给社会带来了新的挑战，但也带来了新的商机。保健品行业、老年旅游市场、老年教育市场、老年人技术产品市场日益繁荣。全球范围内，许多国家都面临着人口老龄化的挑战。这一趋势使得老年人的消费需求逐渐成为一个重要的市场。同时，随着社会发展和生活水平提高，老年人的消费观念也在变化，他们更注重品质、舒适和便利性。

2. 信息化和全球化趋势　随着全球人口老龄化的加速，银发经济已经成为一个不可忽视的重要领域。许多国家政府已经认识到了其重要性和潜力，并正在积极出台相关政策予以支持。未来，随着技术的不断进步和人们生活水平的不断提高，银发经济还将继续发挥更大的作用，为人们提供更加美好的晚年生活。

3. 国家政策的支持　政府认识到了银发经济的重要性和潜力，出台相关政策予以支持。通过政策鼓励企业聘用老年人，提供灵活的工作时间和福利待遇，让老年人能够更好地发挥自身价值。另外，鼓励社会资本投资老年领域，为他们提供税收优惠等支持，极大推动了银发经济发展。

二、银发经济的现状与趋势

（一）发展现状

1. 市场规模不断扩大　随着老年人口数量的增加，银发经济市场规模不断扩大。越来越多的企业开始关注老年人的消费需求，推出适合他们的产品和服务，进一步推动了银发经济的发展。老年人对于金融产品的需求也在不断增长，银发金融市场逐渐成为新的蓝海。在银发金融市场，银行、保险、证券等金融机构纷纷推出针对老年人的理财产品、养老保险、医疗保险等，以满足他们对于资产保值增值、疾病预防和品质养老的需求。

2. 服务模式不断创新　银发经济的发展不仅仅是产品和服务的创新，更是对于老年人消费需求的深入理解和关注。随着技术的不断进步和社会的发展，在更多领域得到应用和发展，为老年人提供更加优质、便捷的产品和服务。银发经济的发展不仅仅局限于产品和服务，还涉及医疗、旅游等多个领域。随着老年人对健康和品质生活的需求不断增加，医疗保健和旅游等服务逐渐成为银发经济的重要组成部分。

3. 科技应用日益普及　随着科技的发展，越来越多的科技应用被引入到银发经济中。同时，科技的发展也为银发经济带来了新的挑战。一些老年人可能会因为对新技术不熟悉而感到困惑或不安。因此，针对老年人的科技应用需要考虑他们的特殊需求，例如操作简单、易于理解、安全性高等。此外，随着银发人口的增加，银发经济中的市场潜力也越来越大。许多企业开始将目光投向这个市场，开发出更多的针对老年人的科技产品和服务。这些产品和服务包括智能穿戴设备、健康监测系统、在线教育平台等，为老年人提供了更多的选择和便利。

4. 产业链不断完善　医疗领域，许多企业开始推出针对老年人的健康产品和服务，如一些企业开始研发针对老年人的保健品、药品和医疗器械，以满足老年人对健康的需求。同时，许多医疗机构也开始提供针对老年人的服务，如康复治疗、护理服务、健康检查等。这些产品和服务的推出，不仅为老年人提供了更好的医疗保障，也为企业带来了更多的商机。在健康领域，企业开始推出更多的健康管理产品和服务，如一些企业开始推出针对老年人的健身器材、保健食品和健康饮品等。同时，许多健康管理机构也开始提供针对老年人的服务，如健康咨询、营养指导、运动康复等。这些产品和服务的推出，不仅可以帮助老年人更好地管理自己的健康，也可以为企业带来更多的商业机会。

（二）未来发展趋势

1. 个性化、定制化服务增长　随着消费者对个性化、定制化服务的需求日益增长，银发经济也将更加注重提供个性化、定制化的产品和服务。无论是医疗、健康，还是养老服务，都将更加以消费者为中心，满足他们的特殊需求和偏好。

2. 科技驱动的创新服务　科技在银发经济的发展中将发挥越来越重要的作用，如远程医疗、智能家居、健康管理APP等科技应用，将为老年人提供更加便捷、高效的服务，同时也有助于提高服务质量和效率。

3. 跨界合作与产业链整合　银发经济的发展将促进跨行业、跨领域的合作与整合。医疗、养老、健康、旅游等多个领域的企业将加强合作，形成产业链整合，以提供更全面、连续的服务。

4. 国际化发展趋势　随着全球化的深入发展，银发经济也将走向国际化。各国的银发经济企业和服务机构将加强国际合作与交流，共享经验、技术和资源，共同应对人口老龄化的挑战。

5. 政策环境持续优化　政府对银发经济的支持力度将持续加大，推动相关政策的出台和实施。政策环境将持续优化，为银发经济的发展提供更加良好的制度保障和市场环境。

三、医养结合在银发经济中的地位

1. 满足核心需求　医养结合直接回应了银发人群的核心需求。随着年龄的增长，老年人对医疗和健康服务的需求日益增加。医养结合模式将医疗和养老服务整合在一起，为老年人提供了综合、连续的医疗、康复和医养结合服务，满足了他们的基本和特殊需求。在医养结合模式下，老年人可以享受到全方位的医疗服务。除了常规的医疗服务，还可以提供健康管理、养生保健、心理咨询等服务。这些服务可以帮助老年人更好地管理自己的健康，预防疾病的发生，提高生活质量。

2. 提升服务质量　医养结合模式在提高银发经济的服务质量方面具有显著优势。这种模式的核心理念是通过资源共享和协作，将医疗和养老服务有机融合，以提供更为全面、专业、便捷和高效的服务。在医养结合模式下，医疗资源与养老资源可以相互补充，相互配合，使得老年人在养老过程中能够得到及时、有效的医疗保障。这种模式的实施，既能够满足老年人的基本养老需求，也能够满足他们在医疗、康复、精神慰藉等方面的多样化需求。

3. 促进产业发展　医养结合是推动银发经济产业发展的重要力量，不仅提升了老年人的生活质量，也推动了银发经济产业的持续发展。在医养结合的推动下，医疗、养老、健康等相关产业逐渐实现了深度融合和协同发展，形成了更为完整和有序的产业链。这一产业链的形成，不仅有助于扩大银发经济的市场规模，也为相关产业的发展提供了新的动力和机遇。在未来的发展中，医养结合将成为银发经济产业的重要发展方向，需要进一步深化医养结合的理念和实践，推动相关产业的深度融合和协同发展。

4. 增强市场竞争力　在银发经济市场中，医养结合模式具有较强的市场竞争力。它能够提供一站式服务，减少老年人的奔波和不便，同时也降低了服务成本，提高了服务效率。这种模式的创新性和实用性，使其在银发经济市场中具有较大的发展潜力。

第二节　医养健康产业

一、医养健康产业背景和概念

（一）背景

随着我国老年人口不断增加，老龄化问题带来的"未富先老"困境日益凸显，其中，老年人患病、失能、半失能等问题的常发、易发和突发性，以及由此带来的治疗和看护问题，更是成为众多家庭面临的难题。我国医疗机构和养老机构各自独立，使得养老院就医不便，医院也不能提供医养结合服务，医疗和养老的分离现象严重，给老年人的医疗带来极大的困扰。为缓解这一问题，我国提出了更为便利的医养结合的新型模式，有效提高老年人的健康水平、改善老年人的生活质量，是满足亿万老年人健康养老需求的重大举措。然而，中国现有的养老产品普遍缺乏优质的医疗服务，如何通过提高医疗服务能力让这些老人实现"老有尊严"，将成为中国养老产业接下来的重点。因此，医养健康产业成为中国养老产业未来一段时间的重中之重。

（二）概念

医养健康产业是现代化经济体系的重要组成部分，是在医疗产业和养老产业结合乃至融合的基础上催生出一个新概念产业，以维持、修复和促进人的健康为目的，以医和养为核心特色的产品生产、服务提供和信息传播等相关产业统称，涉及医疗、医药、养老、养生、体育、旅游、文化、食品等多个与健康紧密相关领域，是涵盖全产业链条、全地域范围，覆盖全体人群、全生命周期，相互交叉、相互渗透的综合性产业。自2015年底，国务院转发了国家卫生计生委《关于推进医疗卫生与养老服务相结合的指导意见》，医养健康产业也被确定为各省（市）区的重点发展产业之一。

二、我国医养健康产业发展要求

医养健康产业是满足人民群众生命周期健康管理需求的融合性产业，是培育经济发展新动能的重要着力点。党的"十九大"会议强调，要以满足人民群众多样化医疗健康消费需求为导向，全面推进以医疗健康制造和医疗健康服务为内涵的医疗健康产业供给侧结构性改革。同时，还要促进医疗健康产业与相关产业融合发展，完善产业链条，集聚行业发展，加快打造战略型支柱产业。

（一）健康服务业

推动健康服务业创新发展具有重要的战略意义，加快推进健康中国建设，不断增进人民的健康福祉。要求各地区促进优质健康服务资源整合与共享，提升特色健康服务水平。优化医疗卫生资源战略布局，加强医疗机构相互间专业合作、集团化运营。完善分级诊疗体系，落实家庭医生签约服务制度，支持老年病、精神卫生、临终关怀和特需医疗发展。加强老龄产业载体建设，发展多种老年健康服务模式，支持老年医院、康复医院、护理院、中医医院、临终关怀机构等开设医养结合病房，开展医养结合服务。加快推动中医药与健康服务相融合，提高中医药医疗在健康服务中的活力和可及性，探索多元化中医药健康服务模式。建立完善"互联网＋医疗健康"平台，推动医疗健康大数据的应用，培育智慧医疗健康新业态，促进资源有效对接和优化配置。

构建开放的健康服务产业体系，积极培育和发展新型市场载体与功能平台。坚持"引进来"与"走出去"结合并重，形成国际化医疗健康产业配置，全面参与全球价值链、产业链重构。建立国际化、标准化的医疗健康产品管理模式，打造多样化、多层次、多种所有制的现代医疗健康服务市场体系。

（二）养老服务业

全面贯彻落实党中央、国务院积极应对人口老龄化各项决策部署，不断推进老有所养、老有所医、老有所为、老有所学、老有所乐取得新进展。完善健康支撑体系，不断提高老年人健康管理和服务水平。加快构建居家社区机构相协调、医养康养相结合的养老服务体系，加大基本养老服务和居家社区养老服务推进力度，开展普及老年助餐服务和居家适老化改造等，加强县乡村三级农村养老服务网络建设，完善养老服务综合监管制度。

全面开放养老服务市场，进一步放宽准入条件和降低准入门槛，精简行政审批环节，鼓励境外投资设立非营利性养老机构。完善价格形成机制，加快建立以市场形成价格为主的养老机构服务收费管理机制。加快公办养老机构改革，完善公建民营养老机构管理办法。加强行业信用建设，建立覆盖养老服务行业法人、从业人员和服务对象的行业信用体系。持续发展智慧养老服务新业态，推动移动互联网、云计算、物联网、大数据等与养老服务业结合，创新居家养老服务模式。

发展适老金融服务，规范和引导商业银行、保险公司等金融机构开发适合老年人的理财、保险产品，满足老年人金融服务需求。提升养老服务人才素质，将养老护理员、老年人能力评估师等人才培训作为职业培训和促进就业的重要内容。

（三）保险服务业

保险服务业是社会经济保障制度的重要组成部分。加快发展现代保险服务业，是适应经济新常态，保障经济社会安全运行和改善民生，健全社会保障体系的迫切需要。促进保险与保障紧密衔接，把商业保险建成社会保障体系的重要支柱，支持有条件的企业建立商业养老健康保障计划。鼓励企业、支持符合资质的保险机构投资养老产业、参与健康服务业整合，鼓励开发多样化的医疗、疾病保险等产品。将保险纳入灾害事故防范救助体系，逐步建立财政支持下以商业保险为平台、多层次风险分担为保障的巨灾保险制度。积极发展财产、工程、意外伤害等保险，建立巨灾保险制度，逐级分层分担风险，立体化维护人民群众的生命财产安全。

通过保险推进产业升级，创新保险支农惠农方式，支持保险机构提供保障适度、保费低廉、保单通俗的"三农"保险产品。鼓励保险资金采取多种方式，支持新型城镇化、重大基础设施建设和棚户区改造等，支持股票、债券市场长期稳定发展。完善科技保险体系，发展小微企业信用保险和个人消费贷款保证保险，大力发展出口信用、境外投资等保险。运用保险机制创新公共服务，积极探索推进商业保险机构开展社会保险经办服务，加快建设现代保险企业制度，推进保险市场准入退出机制改革。用优质、丰富的保险产品和服务，助推经济发展，助力民生改善。

三、医养健康产业发展重点

（一）医药制造业转型升级

我国医养健康产业的首要发展重点是推动医药制造业的转型升级。医药制造业将注重发展创新药物和新型制剂，加快关键技术的突破，培育具备自主核心知识产权的高技术医药企业。通过提高产业水平和竞争力，满足人民群众对健康的需求。同时，通过优化资源配置和加强科技创新，打造具有国际竞争力的生物医药产业园区，促进产值增长和产业集群的形成。

（二）健康服务产业的全面发展

在健康产业发展方面，我国充分利用特色资源优势，推动中医药产业创新发展。通过建立中医药生产种植和养生基地，逐步构建内涵丰富、结构合理的中医药健康服务体系。同时，积极发展健康旅游全域化，建设成为国内知名的长寿、生态、休闲养生为特色的健康旅游目的地。此外，我国还重视发展智慧健康和大数据产业，加强市级统筹，推动信息产业与健康产业深度融合，创建智慧健康养老应用试点示范基地，逐步推进智慧健康城市建设。通过智慧健康和大数据技术的应用，提高健康管理效率和服务质量。

（三）加强医疗卫生服务体系建设

在医疗卫生服务领域，我国进一步优化医疗资源配置，实施改善医疗服务三年行动计划。加强基层医疗卫生服务体系建设，提高医疗卫生服务质量和管理水平。通过医疗卫生服务的改善，为群众提供多样化特色健康服务。同时，积极应对人口老龄化，加快发展健康养老产业，形成多层次医养结合服务业态和服务模式智慧化、投资主体多元化、服务队伍专业化、服务流程标准化、服务品牌高端化的医养结合服务体系。此外，还大力发展体育健身产业，深入推进全民健身与全民健康深度融合。通过营造崇尚运动健身的良好氛围，促进体育产业和事业的协调发展。大力开发具有消费引领性的健康运动项目，构建健康运动产业生态圈。通过体育健身活动的普及和发展提高人民群众的健康水平和生活质量。

四、医养健康产业发展前景

（一）医养健康产业将成为全国新的经济增长点

2014年，中央经济工作会议明确提出要积极发现培育新增长点，通过创新供给激活需求，大力实施包括养老健康家政在内的六大领域消费工程。我国庞大的老年人口需要多样化的老年服务，巨大的老年服务需求必将促推医养健康产业的快速发展，带动与养老相关的医疗保健、休闲养生、文化旅游、健康管理、健康食品等产业的融合发展，不断延伸医养健康产业的产业链。国家在规划、土地、金融、税收、人才等方面制定扶持政策，加快发展医养健康产业，并通过积极培育市场、吸引社会投资、完善政策扶持，逐步建立起与经济发展和社会需求相适应的医养结合服务体系、管理体制和运营机制。通过积极推进健康养老与互联网、人工智能等现代信息技术融合发展，进一步丰富和创新满足老年人医药健康、文化旅游、生活照料等市场的产品，为老年人提供全方位、多层次的医养结合服务和产品，发掘老年人健康需求的强大消费能力，释放老年人口红利，培育老年人巨大的消费市场，推动潜在的就业空间。

（二）居家和社区将成为居家养老的重要依托和载体

2023年，国家卫生健康委员会印发《居家和社区医养结合服务指南（试行）》，提出进一步规范居家和社区医养结合服务内容，提高服务质量。明确了居家和社区医养结合服务是指有条件的医疗卫生机构通过多种方式为居家养老和社区养老的老年人提供所需的医疗卫生服务，包括到老年人家中或社区医养结合服务设施或机构，为有需求的老年人提供医疗巡诊、家庭病床、居家医疗服务等医疗卫生服务。随着我国老年人养老观念的不断转变、经济收入的不断提高、户外运动的不断增多，特别是在政府加强养老设施的布局规划后，将日间照料中心、老年之家等社区养老设施统一纳入商品住宅区的配套设施，进一步拓展社区医养结合服务功能，使其由目前的日间照料、托老、精神慰藉等基本服务功能向医疗康复、教育培训、文化娱乐、体育健身等多样化功能拓展，居家和社区将成为我国老人居家医养服务重要依托和产业发展重要载体。

（三）医养健康产业服务内容将呈现多样化

不同的老年人在经济状况、身体健康情况以及喜好上存在差异，单一的养老服务功能和内容无法满足老年人的不同需求。我国未来需要实施差异化战略，实现医养结合服务功能和内容的多样化，在服务功能和内容上，既要提供生活照料服务、精神慰藉服务、医疗卫生服务等基本生活服务，又要针对老年人群提供老年保健、老年教育、科研、休闲、娱乐、文化、旅游等差异化、专业化的服务。根据老年人多元化的养老需求，未来在老年服务功能和内容上应包括：居家生活服务，涵盖老年人的全方位生活需求；文化教育服务，为老年生活添姿增彩；健康卫生服务，为老年人送上健康平安；咨询维权服务，维护老年人的合法权益；机构医养结合服务，为老年人提供安享晚年的家园。

（四）医养健康产业市场多层次化将是改革重点

由于老年人经济状况和养老消费能力的差异，要满足所有老年人不同层次的老年服务需求，我国医养结合产业市场必将实现多层次化，这是我国医养结合服务业发展和改革的重点。根据老年群体消费水平，分为低收入、中等收入和高收入三大群体，开发具有差异性的老年产品与服务。低收入群体的老年服务主要由政府提供，由公办医养结合机构对"三无""低保"等生活困难或特殊贡献的低收入老年人，以无偿或低收费方式为他们提供基本养老生活服务；中等收入和高收入老年群体，可以由政府通过引入市场机制，扶持培育中高档医养结合服务机构或医养结合服务社区为其提供多样化、多功能的医疗保健、健康饮食、健康管理等优质服务。

第三节　老年保健品产业

随着银发经济的发展，老年人成为保健品消费市场的主力军。伴随科技的发展迅猛，保健品技术改进已更新换代。本节介绍老年保健品产业发展现状，阐述保健品的发展与展望。

一、保健食品产业概述

（一）概念界定

《保健食品管理办法》及国家标准GB16740—2014《食品安全国家标准保健食品》对保健食品的定义为具备一定的保健功能或是可以达到补充微生物及矿物质的目的的一类食品。即适用范围为特定群体食用的，具有调节机体功能的，不是以治疗治愈疾病为目的的，对人体不产生任何具有急性、亚急性或是慢性危害的食品。目前，我国有27种批准受理的保健食品的保健功效，包括抗氧化、辅助降血糖、辅助降血脂、缓解体力疲劳、缓解眼疲劳、改善记忆力、增强免疫力等，具有辅助人体健康的作用，但需与药品区分开来，保健食品并不具备直接治疗治愈疾病的功能。同时需注意区分，保健食品与食品是两个不同的概念。食品适用于所有人群，主要目的是维持人类日常营养需求，而保健食品则主要是针对特定群体，对处于亚健康的人群提供健康辅助功能，如常见的调节血压、调节血脂、改善睡眠状况、提高免疫力、增强记忆力等。

（二）历史沿革

我国中医自古就有"药食同源""药食同补""食疗养生"的理论，传统中医文化的养生理论为保健食品的发展提供了理论依据，中药文化为保健食品提供了物质来源。从另一个角度说，保健食品是自古以来就有的，是我国古人在长期的生产生活过程中通过防病治未病、保健康复逐步发展形成的一套比较完备的，具有中国传统文化健康理念和中医大成思想的产物，保健品的功效正如食疗养生所提倡的，不治已病、治未病。

我国保健食品的兴起最早在20世纪80年代，这一时期是由于我国处于改革开放，自主萌发了保健食品这一新兴行业，涌现了蜂王浆、娃哈哈等保健型产品，且流传至今。此后经历了多个发展阶段。1993—1995年，保健品进入高速发展期，这一时期出现了口服液等产品，保健品厂家和企业数量大幅增长。然而，随后1995—1996年，保健品行业发展进入徘徊低迷期，这一时期人们对保健品的作用和功效缺乏充分认识，保健食品行业乱象频生，国家相继出台了《保健食品管理办法》《食品卫生法》等法律法规，人们对保健食品的追崇热潮逐渐平息。1996—2008年，国家通过颁布多个相关政策文件对行业产业结构进行调整优化，药健字号产品退出历史舞台。2009—2015年，《中华人民共和国食品安全法》的颁布，使保健食品市场逐步走向规范化。2016年至今，随着2015年新修订的《中华人民共和国食品安全法》以及2016年《保健食品注册与备案管理办法》的出台，保健食品行业相关法律法规逐步完善，行业内不正风气得到肃清，开始了新一轮的大洗牌。

（三）产业现状

随着老龄人口的不断上升，银发经济快速发展，带动保健品市场迅速崛起。目前，我国老年人保健食品主要集中于增强免疫力、调节"三高"、增强骨骼健康等功能。增强免疫力的产品主要包括蛋白粉、参类物质、糖类、氨基酸类、牛初乳、螺旋藻、大蒜素/大蒜油这七种成分，其中，蛋白粉占比为59%，占比最高。调节三高类保健品的主要成分为鱼油、磷脂/卵磷脂、银杏提取物、辅酶Q10、海豹油、苦瓜提取物、纳豆提取物、甲壳素等。增强骨骼健康类的保健品主要包括钙、氨糖/软骨素和骨胶原软骨素三大成分。相比其他保健品来说增强骨骼健康类保健品整体成分较为单一，但却是营养保健中不可或缺的一部分，以钙片尤为突出。2018年，国家卫健委开展了全国首个骨质疏松症流行病学调查，50岁以上人群中骨质疏松患病率为19.2%。其中，女性患病率为32.1%，男性为6.0%；骨质疏松症患者年龄超过65岁的患病率为32.0%，女性为51.6%，男性为10.7%；预计2050年，罹患骨质疏松的人数将达到5.33亿。这一情况为我国补钙品市场提供了极为广阔的市场空间，并与区域经济、老年人口及儿童人口呈正相关趋势。《中国补钙品行业现状深度研究与未来投资分析报告（2022—2029年）》显示，在补钙产品的区域市场分布上，华东地区占比34.51%、华中地区占比15.10%、华南地区占比14.31%、东北地区占比5.42%、西北地区占比为5.92%、西南地区占比13.22%、华北地区占比为11.51%。

（四）发展趋势

1. 更具针对性　随着银发经济发展趋势下对保健食品日渐增长的市场需求，保健食品企业间的竞争也日益激烈，各种不同功能的产品会越来越多，划分也会越来越明确，所以未来保健品的发展会更具针对性，更加倾向于保健作用明确的产品。据研究，已有保健产品企业为消费者建立了个人专属的健康档案，根据老年人的年龄、性别、身体状况等，提供对客户更具针对性的、更加需要的产品。

2. 更加多样化　我国现阶段保健食品企业生产的保健食品大多针对老年人增强抵抗力、增强骨骼营养、改善记忆力等方面，未来随着银发经济的不断发展，老年人对保健品的需求会不断上升，随之对保健品各类功能都有一定的需求，保健品的功能会更加多样化，不同阶段的老年人会根据自己需求选购不同功能的产品。比如，随着老龄化进程的加快，不只是年轻人，部分老年人也会对"体重管理""容貌管理"等方面有所需求。

3. 品质更加提升　随着科技的不断增强，我国老年人消费群体对健康意识认知不断增强，对保健品的认识更加理性，市场对保健品的调节力度也会随之上升，要求保健品的品质有所提升。同时，由于我国保健品行业市场较为分散，集中度比较低，从业者众多，想要在日益激烈的保健品行业竞争中脱颖而出，就要不断加强新产品的开发研究和质量保证。

（五）存在的问题

由于我国保健品行业起步较晚，市场监管力度不够，导致虚假宣传、诱导消费者等乱象丛生。同时，部分生产单位为取得竞争优势，擅自改动产品配方，违反国家规定，给消费者带来安全风险和不良影响。此外，我国保健食品行业企业数量众多，但规模较小，产业发展集中度低，缺乏核心竞争力，导致市场上的产品同质化严重，竞争激烈。老年人缺乏对保健品的正确认知和社会支持，容易受到不法商家的欺骗和误导，从而购买了不合适的保健品。加之部分老年人对保健品功效有过高的心理预期，容易被不法商家利用，以天价购买保健品。由此可见，我国保健品市场还需要各方齐心协力，政府、企业以及消费者共同参与，形成合力，从而实现市场的健康、有序和可持续发展。

二、老年保健品产业发展策略

（一）加大政府监管力度，规范老年保健品行业发展

政府通过建立规范的市场秩序，对保健品企业的生产过程形成有效的约束。完善政府资源共享信息化平台的建设，建立保健食品企业信用管理点、企业信用征集与评价系统、奖惩机制和公示制度等，利用现代互联网技术作为技术支撑，建立企业信用信息库，实现信息资源共享。督促企业落实相关法律法规，鼓励企业积极配合政府监督管理工作，监督企业守好道德底线。所有产品一律符合相应的规定要求方可进行生产，避免出现纰漏。同时，还可加大监管监督部门的执行力度，优化市场环境，实行放管结合，对违法行为绝不姑息，提高违法犯罪成本，体现更强的监管和约束效率效果。同时，建立企业原辅料以及成品质量的信息反馈系统，以健全的供应商的评价体系和信息反馈系统为手段，保证产品质量最终能够达到合格甚至优质的标准。审评审批政策方面，相关

政府部门要优化审评审批流程，加速电子化审批平台的建设，细化产品审评进度的路线和时间表。为加速推进保健食品上市进度，政府需提高产品审评审批效率，缩短企业创新时间，鼓励企业创新，营造市场良好发展氛围，并健全市场机制，扶持产业发展。

（二）加大原辅料质检力度，实施全面质量管理

企业在生产过程中强化精益生产理念，以全面质量管理为思想指引，在生产活动中对保健食品的质量进行严格管控，对保健食品生产活动过程中的各个环节开展过程质控和检查，构建和完善员工质量管理意识，确保其能正确认识生产过程中的质量问题并及时纠正。同时，要引入新的管理理念，代替传统观念，以质量为重，坚决抵制"黑心钱"。在保健食品的生产过程中，最关键的因素是原辅料的质量，故要注重加强原辅料质量控制管理，加强对原辅料的采购质量、进场检验以及贮存等3个方面的管理，从而确保保健食品生产中所使用的原料的质量。采购时要根据国家标准采购新鲜、合格、无质量问题的原辅料。在原材料进货检验时，应按照采购的要求，对原材料的品质进行检验，确保原材料的进场质量。在销售的时候，要与市场销售部门形成一个信息反馈机制，对存在的问题及时地调查和分析，对产品质量进行不断改进和提高。在对设备的管理中，要遵循整体管理的原则，不仅要确保生产设备的正常运转，能够不断地生产出合格的产品，还要按照维修计划，对设备进行定期的维修。为防止因为计划外的设备停机而导致的产品质量问题和生产效率的下降，可以采取一些防范措施，从而保证设备的正常运行，保证生产活动可以按计划进行，并且在出现异常情况后，可以迅速做出响应。此外，要让员工参加到设备的管理工作中，做到每个员工都有资格拿到证书，并且要有对设备进行维修的技能，这样才能在保持产品质量的前提下，提高产品的产量。

（三）加大研发力度，提升保健品品质

促进大健康产业的大发展，必须做好产业的创新与配套工作。保健食品生产行业要提高创新水平，缩短产品创新周期，提高我国保健食品的竞争力，以满足目前巨大的市场需求。要提高我国保健食品的自主创新能力，应从成立研发中心，加强基本理论与技术研究等方面着手。以生产企业为主要力量，加快建设专项研发中心，与国际上的先进研发水平相匹配，加快技术创新的市场化进程。构建以科研单位、保健食品技术研究院和高等院校为基础的产品开发模式，加强对保健食品的技术及理论研究，推动企业和科研院所之间的技术交流和信息反馈，构建出一个高起点、高共享的科技资源平台，拓宽产品开发的思路，有效地降低创新的成本，缩短产品的创新周期。生产研发人员是提升产品品质的核心，加强企业全体员工的培训过程管理这一举措是实现保健品高质量发展的重中之重。在企业发展过程中要注重人员的培训管理体系的落实情况，在生产活动的各个方面加强对技术研发人员和操作人员的引进培养，在员工培训过程中要有意识地强化质量管控的意识，并且依照不同的岗位制定有针对性的培训计划和培训内容。

（四）加大心理关怀力度，强化老年人社会支持

对于老人来说，希望与家庭成员分享自己的快乐和悲伤。研究显示，独自居住、有强烈孤独感的老人们更容易购买保健品，所以，与老人分居的赡养人，应该多去探望或者询问父母。如果子女发现老人在购买保健品方面存在着盲目消费的问题，要选择适当的方法，对老人进行更多的、耐心的讲解，以分散他们的注意力；还可通过情感给予的方法来安慰老年人，避免发生直接的冲突。社区卫生服务机构要做实家庭医生签约服务工作，引导老年人通过正规渠道科学咨询。在选购之前，向医生、营养师、药师咨询，切勿盲目相信推销员及广告宣传。专业人员在对老年人的基础疾病、家族性遗传病、最近体检中发现的异常、饮食、生活作息等进行综合评估后，再对老年人的保健食品选择和服用进行专业的指导。在选择保健食品时可查询产品的信息，要特别注意产品的成分标识、关键成分含量标识、适宜人群、生产许可证号、产品包装标签、国家有关部门的批准文号等，应优先选择拥有国家批准文号的保健食品。如目前市面上出售的无糖奶粉、无糖饮料、无糖食品等，许多销售人员不懂无糖指的是没有添加蔗糖，但是碳水化合物的含量并不低。在服用保健食品3个月后，由专业医师对健康状况做出科学评价，确认保健品是否发挥了其应有的功能，是否达到了理想的效果。

（五）加大宣传教育力度，引导老年人正确选购保健品

帮助老年人建立对保健品的科学认知，科学地选择和食用保健食品。健康饮食是食疗保健的主要途径，有些老年人对保健食品有心理依赖，把一些营养品补品当作主食来食用，过度地补充营养反而会加重人体功能的代谢负担，从而引起身体问题，得不偿失。如长时间大量食用维生素C营养素或者保健品有可能导致身体功能过度依赖，严重的还可能引发坏血病。由于肠胃的原因导致营养不良的老年人，首先要用科学的膳食方法定制饮食，合理搭配肉类和蔬菜，以调整其肠胃功能，当饮食调整失败后，才考虑使用调节肠胃功能的保健食品以及补充营养素来改善营养不良。一旦出现不良反应，应该停药并及时去医院就诊。若无明显的疗效，则需要找专业的医师进行检查，以确定是否需要更换保健品。认知、情绪、饮食、生活习惯等都会影响到人体功能，要引导老年人积极配合医师诊疗，保持规律的生活习惯、足够的睡眠、适当的运动。要帮助老年人建立平衡的心态、积极的生活态度，不要为推销员的热情所感动而落入购物的陷阱。

思考题

　　1. 什么是银发经济？

　　2. 医养健康产业的发展前景及变革？

　　3. 老年保健品跟药品有什么区别？

参考文献

［1］郝福庆，王谈凌，鲍文涵. 积极应对人口老龄化的战略思考和政策取向［J］. 宏观经济管理，2019，（2）：43-47，61.

［2］曾红颖，范宪伟. 进一步激发银发消费市场［J］. 宏观经济管理，2019，（10）：33-38.

［3］彭希哲，陈倩. 中国银发经济刍议［J］. 社会保障评论，2022，6（4）：49-66.

［4］张敏，冯跃林，伍林生. 健康管理产业持续性发展策略探讨［J］. 卫生经济研究，2020，37（3）：23-25.

［5］邵明虎. 体育产业对接健康产业研究：国外启示、融合模式和培育工程［J］. 体育科技文献通报，2017，25（11）：1-2，40.

［6］李八方. 海洋保健食品［M］. 北京：化学工业出版社，2009.

［7］杨惠林. 健康老龄化十年，聚焦骨质疏松症［J］. 中华骨与关节外科杂志，2022，15（9）：652-655.

［8］杭书礼. 认识保健食品的消费误区［J］. 人人健康，2023，（2）：59.

第十章

医养结合实践案例

世界各国在老年人的养老和医疗服务领域开展了深入探索，美国、英国、日本、德国等国家整合医疗资源和社会服务资源，颁布了相关法规政策、制定了服务对象资格准入制度、以政府为主导方向，多方筹措资金来构建完善的养老服务体系。近年来，我国积极推进医养结合体系建设，颁布系列文件，取得了显著成效。本章对国际、国内医养结合的实践案例和典型经验进行介绍。

第一节 国际医养结合典型经验

从国际医养结合服务体系建设经验看，一是服务模式提倡综合型医疗和照护服务，逐渐由医养分离走向医养融合，形成了整合型医疗保健模式，力争扭转医疗卫生服务机构与社会养老服务部门间的连续性服务障碍。如美国全面照护模式计划提供健康相关的综合服务，对传统照护方式进行深度改革。二是保障机制依托长期照护险。德国在1938年颁布《护理法》，针对护理从业人员提供了法律保障。日本于1963年开始相继颁布福利、保健、保险相关法律政策，为老年人提供强有力的法律支持和保障。三是人才队伍建设趋于标准化。英国、德国建立标准化养老护理教育培训体系，加强从业人员从业资质和能力培训。

一、美国

（一）主要特点

美国的医养结合服务是20世纪70年代起建立的养老医疗全面照护模式（program of all-inclusive care for the elderly，PACE）。该模式为老年人提供医疗、社交、健康管理等综合性医养结合服务，运营理念是希望通过对项目参与者生活的全面管理尽量让老年人居家或在社区接受医养结合服务，推迟老年人进入养老机构的时间。PACE不仅可以缓解机构养老资源不足的社会问题，同时有益于那些并非必须进入机构的老年人的身心健康。

在医疗方面，PACE中心为参与者提供几乎所有的医疗服务，包括健康评估、医疗保健、初级医疗和有针对性的特殊医疗、专业护理（如听力、牙齿、视力、腿部疾病的治疗）、复健理疗、营养餐、注册营养师的营养咨询、个人护理、居家保健上门服务、开处方药、社工服务、临时护理、紧急护理、医疗用品和设备的使用、到中心的专车接送以及24小时急救人员服务等。

在慢病管理方面，PACE针对患有多种慢病的老年人提供4项主要服务，一是建立一套包含疾病史、社会心理、生活方式等问题的全面评估体系，二是建立并完善能够提供病患全部健康需求且有理论和数据支撑的健康管理方案，三是为病患老年人与医疗护理人员沟通协调，四是提高老年人及亲属在其自身健康管理中的参与度。

（二）主要政策制度

美国医养结合是在美国联邦制基础之上的模式，依托《美国老年人法》《老年人照顾和救济授权法》，开展养老医疗全面照护模式。

（三）可借鉴之处

主要有资金来源多元化、医养结合资源利用最大化、人才队伍多元化等。

二、英国

（一）主要特点

英国的医养结合服务模式主要为"整合照料"，将老年服务模式作为一项系统工程，整合人与物、资源与制度、精神与物质。英国老年人中仅有大约10%选择机构养老，其中机构包括住院、护理院、老年公寓和养老院，其余约90%都选择居家养老，享受社区的养老服务体系，其中包括家庭照护、社工服务、公立或慈善机构提供的居家照护和社区日间照护、社区短期护理机构服务等。社会服务部主导的社区长期护理服务并非免费，而是通过对每一位老年人的护理需求进行评估，分配护理资源，同时评估该老年人的财产情况，按照政策对贫困或低收入老年人进行费用减免甚至免费，对财产水平高于一定标准的老年人收取当地市场的全额价格。

（二）主要政策制度

1990年，撒切尔政府颁布《国民健康服务与社区照护法案》。在法案中，首先明确了"社会照护"与"医疗服务"是两种各有针对性的服务。2001年，英国卫生部颁布《老年人国家健康服务框架》，是英国首个综合性老年人医疗服务和社会服务标准体系，帮助老年人尽可能长地维持健康、活跃和独立状态。2010年，英国政府颁布《解放NHS白皮书》，开启新一轮"医养结合"改革，进一步整合养老医疗服务资源，为老年人提供安全、高效和更好体验的服务。2012年，英国政府发布《照顾和支持白皮书》，设立了更多医疗和社会照顾服务的细节和规范；同年，英国卫生部颁布的《医疗和社会照顾法案》提出了医疗系统和照顾支持服务的明确目标，要求NHS系统、临床试验组、监测健康和福利委员会为医疗服务和社会照顾服务共同承担责任，提升服务质量和公众福利。

（三）可借鉴之处

建立完善的需求评估体系和照护方案设计体系，从成本控制导向逐渐转向以老年人照护需求和愿望为中心的导向。推行大量政策支持，鼓励家庭照护者，为符合一定条件的家庭照护者提供照护者津贴、安排日托或上门短暂代替照护工作使照护者得以休息，为照护者提供劳动技能培训以便将来更好地回到劳动市场、提供住房优惠政策等。建立完善的护理服务人员职业培训体系。

三、德国

（一）主要特点

德国的医养结合体系模式依托居家照料、老年照护院，并探索建立"储蓄时间"计划的社区与居家相结合的模式。一为居家服务模式，指老年人仍住在原有居所，社区只对其进行简单的日常起居服务。这类模式包括照护机构上门在老人居所内进行护理，老人前往社区的日托照护机构集中护理、资源共享，以及老人短暂住进社区的短期护理机构。二为老年住区模式，指老人搬离原有居所、通过购买或租赁的方式住进政府主导建设的老年公寓。公寓建设围绕老年人需求，强调适老化建设、健康监测和专业照护服务，相比普通社区而言大幅提高照护效率。三为机构服务模式，老年人在前两种模式都无法满足需求时，则搬入机构以求得到更加完善的照护服务。

（二）主要政策制度

德国是世界上第一个立法实施社会保障制度的国家。此外，还有《护理保险法》、疾病保险制度等。

（三）可借鉴之处

1. 强调积极老龄观　赋予老年人积极活跃的角色，在保障基本收入和医疗服务之外，鼓励延长工作寿命，提供针对不同健康水平老年人的照护服务。

2. 实行"时间银行"计划　让低龄群体在年轻时以志愿者角色参与照护老龄群体，相应地在年老时将自己备案"储蓄"的劳动时间兑换成被照护时间，鼓励民众积极投入劳动力，部分地缓解了照护服务人力不足的压力。

3. 推进产业发展　推动老年公寓和养老机构获得了充足的发展资源，养老产业中的著名集团甚至走向全球建设养老住区。

4. 加大政府投入　政府对于护理企业和养老机构的财税支持，如减税和床位补贴，促进了民间力量加入养老服务行业。

四、日本

（一）主要特点

日本将长期照护作为其的主流模式，注重养老理念中老年人的自立，将老年人的自立和日本本身健全的社会保障体系相结合。服务模式主要有居家服务、机构服务以及租赁服务模式。

（二）主要政策制度

日本政府制定了《老年福利法》《老年人保健法》《新金色计划法》《介护保险法》《生活保护法》，积极解决人口老龄化问题，完成从养护结合、医护结合、医养结合模式过渡，其中《老年福利法》及《老年人保健法》的制定为老年人医养结合服务的实践与发展奠定了良好的基础。

（三）可借鉴之处

主要包括养老服务专业化、精细化服务程度较高，功能齐全，体系完善等方面。

1. 强调支持老人独立健康生活　不提倡单纯照料老人，这不但在介护保险制度中有所体现，也在《继续雇佣制度》保障低龄老年人就业中可见一斑。

2. 考虑了护理预防费用　介护保险除关注护理费用之外，还考虑了护理预防费用，用于支持地区建设综合机构进行预防性护理服务。

3. 引入"时间银行"机制　和德国模式类似，也引入了"时间银行"机制，意在鼓励低龄民众参与社区照护服务，用劳动投入换取将来享受长期护理的权利，同时也解决了一部分照护人力紧缺的问题。

4. 建立了家庭介护员制度　建立专门的培训体系，在完成培训并获得证书之后才能够进入社区和家庭上岗，开展帮助老年人进行日常生活和提供日常服务等工作。

第二节　国内医养结合典型经验

一、国家级医养结合试点

（一）国家级试点城市建设

1. 基本情况　2016年，原国家卫生计生委、民政部印发《关于确定第一批国家级医养结合试点单位的通知》，确定北京市东城区等50个市（区）作为第一批国家级医养结合试点单位。2016年9月，国家卫生计生委《关于确定第二批国家级医养结合试点单位的通知》，确定北京市朝阳区、天津市南开区等40个市（区）作为第二批国家级医养结合试点单位。前后两批共确定90个试点市，范围覆盖31个省（自治区、直辖市）试点目的是探索各项指导性政策如何实施落地。各试点单位经过积极建设形成多样化的医养结合典型经验，各试点单位典型经验按七大地理区分布的情况如图10-1所示。

2. 工作成效　2020年，国家卫生健康委办公厅印发了《关于全国医养结合典型经验的通报》，指出国家卫健委与世界卫生组织共同开展了"医养结合在中国的最佳实践"合作项目，并确定《北京市平谷区卫生健康委：医养联动，老人康乐，政通人和》等199个案例为"全国医养结合典型经验"。希望各地大力宣传推广借鉴典型经验做法，结合实际探索创新，充分发挥典型经验的示范引领作用，扎实推进医养结合工作持续健康发展。2023年，国家卫生健康委办公厅、民政部办公厅印发《关于推广医养结合试点工作典型经验的通知》，指出国家级医养结合试点单位建设取得积极成效，希望试点地区继续探索创新，加强组织领导，强化协同推进，进一步落实和完善政策措施，提升服务水平，推动医养结合工作再上新台阶。

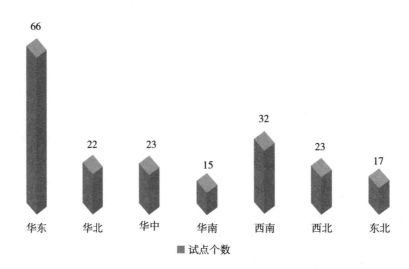

图10-1　我国医养结合典型经验所在地区分布情况

（二）全国结合示范省（区、市）、示范县（市、区）和示范机构建设

2022年，国家卫生健康委印发了《国家卫生健康委关于印发医养结合示范项目工作方案的通知》，开展全国医养结合示范省（区、市）、示范县（市、区）和示范机构建设。

1. 全国示范省（区、市）和示范县（市、区）　创建标准包括6个方面，为党政重视，部门协同；政策支持，推动有力；固本强基，优化提升；注重管理，强化监督；完善支撑，加强保障；群众认可，评价良好。

2. 全国医养结合示范机构　创建应满足"五好"要求，分别是环境设施好、人员队伍好、内部管理好、服务质量好、服务效果好。要求为运营满5年及以上，近2年入住率达到实际运营床位的60%及以上，入住失能、失智老年人占比超过50%。优先推荐对老年人开展健康和需求综合评估、建立老年人电子健康档案、积极干预老年综合征预防或减缓失能失智、注重发挥中医药特色和优势等的医养结合机构。

二、典型经验

（一）按所在城市划分

1. 上海市　以照护需求评估为依托的"长者照护之家"社区嵌入式医养结合模式。

制定全市统一的老年照护需求评估标准，根据老年人居家、社区和机构的不同需求，直接提供或以购买服务方式，委托医疗机构对服务资源进行整合分类供给。上海市普陀区将养老机构接入"健康云"平台和远程可视系统，家庭医生可实时查看老年人健康状况，对养老机构护理员提供指导。

2. 北京市 打造"医疗－康复－护理"全方位服务链条。发挥社区养老服务驿站优势，提供家庭病床及上门巡诊服务。526家养老机构超过95%可提供医疗健康护理服务，二级以上综合医院中老年友善医院比例达50%。北京市海淀区推动医疗机构就近与养老机构建立签约合作关系，提供健康管理、上门巡诊、核酸检测等服务。

3. 广州市 探索"医院－社区－居家"三位一体的中医特色居家康护服务模式。研发数十种中医药健康居家养老服务包，形成系统化、标准化的居家养老康复护理服务内容、标准和流程。养老机构定期邀请医疗机构和医药院校志愿者团队开展义诊、咨询和康复服务。

4. 深圳市 注重社康中心与托养机构合作。制订机构内家庭病床管理方案、社康中心巡诊随访和上门服务指南、转诊转介服务指引等。为护理人员和志愿者提供保健及康复技能培训，构建"家庭医生＋全科护士＋健康管理师"服务团队慢病管理模式。

5. 青岛市 重点发展长期护理保险制度。将二、三级医疗机构的"专护"、老年护理院等机构养老的"院护"和社区家庭病床的"家护"统一合并为长期护理保险制度。2018年以来有6万余名失能、失智的老年人享受相关待遇。

6. 沈阳市 推出"按辖区、成体系、全覆盖"的医养结合服务模式。"院中院"模式由医疗机构牵头，服务对象重点是老年病人及失能（失智）老人。急性期治疗，康复期中长期照护，生命末期安宁疗护。"养医结合"模式由养老机构牵头，服务对象是活力老人。社区医养结合服务模式由政府牵头，建设横向到边、纵向到底的社区和居家医养服务体系。

（二）按照工作任务划分

1. 注重居家社区服务 江苏省苏州市以老年医院、护理院为支撑，以社区卫生服务机构、护理站、家庭病床为依托，将服务延伸至社区和家庭。河南省郑州市在市、县、乡、村级均设置老年健康服务机构，通过"四级联动"为居家社区老年人提供便利可及的服务。湖南省长沙市通过互联网平台整合医疗卫生和养老服务资源，发展"互联网＋居家医养结合服务"。

2. 大力发展机构服务 河北省邢台市推进乡镇卫生院与特困人员供养服务机构（敬老院）毗邻建设、服务衔接，在43家乡镇卫生院规划建设医养结合服务设施。云南省昆明市鼓励医疗资源富裕的医疗机构拓展医养结合服务，把闲置床位按规定改造为养老床位。青海省西宁市发挥中医"名医工作室""国医堂"作用，推进中医药服务进养老机构。

3. 深化医养签约服务 天津市津南区将基层医疗卫生机构与辖区养老机构签约纳入基层绩效评价体系，实现医养签约全覆盖。广西壮族自治区南宁市鼓励医疗机构与军休所签约、开设就医绿色通道、军休病房，在军休所设立医务室等，提升军休人员健康养老获得感。

4. 发展长期护理保险　试点单位中有17个城市开展了长期护理保险制度试点工作，"双试点"为解决失能老年人照护问题发挥了重要作用。吉林省长春市确定25家居家失能人员照护服务定点机构，将生活照料类、医疗护理类的18项服务纳入长期护理保险支付范围。浙江省嘉兴市健全筹资机制、服务项目、待遇保障等，2017年以来长期护理保险基金累计支付6.23亿元，惠及4.52万名失能老年人。山东省青岛市实施农村地区长期护理保险提升计划，引导护理机构向农村地区拓展，全市的1014家定点护理机构中，有427家在农村地区。

5. 培养打造专业队伍　辽宁省沈阳医学院组建医养健康产业学院，培养全日制本科医养结合人才。贵州省经批准设立贵阳康养职业大学，属于全日制公办本科层次职业学校。黑龙江省齐齐哈尔市卫生学校建成集医疗、养老、教学、培训于一体的失能老年人康复中心。海南省儋州市加强养老护理员保健、中医药服务技能培训，提升养老护理员服务能力。优化人才激励政策，四川省动态调整开展养老服务的基层医疗卫生机构绩效工资总量，调动医务人员参与医养结合的积极性。福建省漳州市将医护人员在养老机构的服务按双倍服务量计算，工作业绩纳入年度考核。重庆市九龙坡区指导基层医疗卫生机构建立医养结合医务人员绩效激励机制，绩效工资分配向医养结合临床一线医务人员倾斜。

第三节　医养结合沈阳样本

沈阳是辽宁省省会、副省级市，国务院批复确定的东北地区重要的中心城市、先进装备制造业基地。全市下辖10个区、2个县、1个县级市，总面积12 948km^2。2016年确定为国家首批医养结合试点城市。通过建机制、搭平台、育人才，建设医养结合联盟，发挥联盟各中心作用，实现按辖区、成体系、全覆盖，为人民群众提供医养结合服务有效供给，形成了可复制的医养结合沈阳模式——"医养结合沈阳样本"，概括为"1234"。

一、"1"个医养联盟

为了进一步推进医养结合在医疗机构落地，2018年4月，成立了中国沈阳医养结合联盟。联盟由沈阳市安宁医院、沈阳市精神卫生中心、沈阳市老年医院（市红十字会医院）、沈阳市第四人民医院等4个三级医院为龙头，广泛吸纳各级开展医养结合试点的医院加入。联盟的职能定位和主要任务是联合各级各类医养结合相关单位，为医养结合工作做好顶层设计，制定行业标准、建立质量控制体系，培养专业人才、规范专业行为、开展科研教学、进行新技术转化应用与推广。成立医养结合质量控制中心；建立医养结合专业学会；指导成立医养结合促进会；指导联盟各单位成立医养结合科室；发挥沈阳医养结合人才培训中心作用，培养医养结合人才；利用"互联网＋医疗健康"搭建医养结合信息化平台；成立医养结合对外交流中心，开展对外国际交流，筹建商学院。协调指导联盟单位共同推进医养结合事业和产业发展。逐步形成了联盟常委会办公室领导下的几个中心。目前，联盟已经成立了医养结合人才培训中心、医养结合质量管理中心、医养结合信息中心、医养结合法律中心、安宁疗护指导中心、医养结合老年人心理关爱中心、医养结合专家组等7个职能中心。各中心依据职能，积极开展工作，为建立医养结合行政体系、医养结合服务体系、医养结合监管体系作出了应有的贡献。

目前联盟已经吸纳了15个公立及16个民营医疗机构。30多个各级各类医养结合机构，设置了2500多张医养结合床位，为患病、失能老人提供专业的医养结合服务。联盟内各医养结合试点机构，充分发挥自身优势和专业特长，开展医养结合服务。特别是联盟牵头相关单位承担起失能失智老人的医养结合服务，积累了许多经验，解决了失能失智老人的照护难题。

二、"2"个指导方针

（一）党委领导，政府主导，人大督导，政协倡导

2016年6月，沈阳市被确定为全国第一批医养结合试点城市。市委、市政府高度重视、积极推进国家级医养结合试点工作，树立了坚持党委领导、政府主导、人大督导、政协倡导的医养结合工作指导思想。

1. 加强顶层设计 2016年沈阳市委办公厅、市政府办公厅制发了《关于加快推进医疗卫生与养老服务结合发展的实施意见》。2017年沈阳市政府办公厅制发了《关于印发沈阳市推进医疗卫生与养老服务结合发展试点工作实施方案的通知》，对国家级医养结合试点工作做了总体部署。

2. 加强规划布局 沈阳市将医养结合纳入了《沈阳市国民经济和社会发展第十三个五年规划纲要》，纳入《沈阳振兴发展战略规划》。

3. 加强组织建设 在沈阳市加快推进养老服务工作领导小组中增加医养结合试点工作职能，成立了以市长任组长，分管副市长为副组长，32个委办局为成员的领导小组，办公室分别设在市民政、市卫生健康委，办公室主任由市民政局局长、市卫生健康委主任共同担任。沈阳市卫生健康委在全国率先成立医养结合办公室，设专职主任，组织开展医养结合工作。特别是成立了全国省市级唯一的医养结合处，负责推进医养结合工作。

4. 加强经费保障 试点期间，国家、辽宁省、沈阳市财政投入资金260万元，用于医养结合试点工作，使得沈阳市国家级医养结合试点工作有底气、有保障。

（二）部门联动、社会发动、市场驱动、全民行动

按照"一类一策，一院一策"的发展思路，积极推动沈阳地区医养结合服务事业和产业发展。《健康报》于2019年1月22日和2019年5月13日两次报道了"医养结合沈阳样本"。2019年7月23日，香港《文汇报》对沈阳市医养照护师培训工作和沈阳市医养结合经验做了整版报道。2019年11月27日，在广州召开的全国国家级医养结合工作试

点城市培训班上，沈阳市做了《建机制搭平台育人才打造医养结合沈阳模式》的经验介绍。沈阳市卫生健康委申报《建机制搭平台育人才，构建医养结合"沈阳模式"》；沈阳市安宁医院申报《失能失智老年人整合照护的安宁模式》；沈阳市和平区北市社区卫生服务中心申报《社区卫生服务中心开展安宁疗护》等3个试点经验入选《国家卫健委与世界卫生组织（WHO）共同开展"2018—2019双年度医养结合在中国的最佳实践"合作项目经验汇编》。

三、"3"个实施方略

（一）"3"个管理方略

1. 建立医养结合机制　成立了医养结合办公室，承担起协调委机关、相关单位，组织完成医养结合相关工作任务；制订工作计划和实施方案，指导各区县、各单位做好医养结合工作，组织对各区县、各单位医养结合工作的调研、督查和指导；组织开展医养结合工作课题研究，提出政策建议；组织举办医养结合工作相关会议、培训；组织开展医养结合工作的宣传倡导，在全社会营造良好的舆论氛围等5项工作任务。医养办定期召开协调会议，不断推进沈阳市医养结合实施方案中各项任务的落实。按照医养结合试点任务要求，结合沈阳实际，先后制定出台医养结合服务规范、标准、流程等十余个指导性文件。形成了有效的医养结合机制。

2. 搭建医养结合平台　搭建了医养结合试点机构平台，先行先试；搭建与人大代表、政协委员沟通平台，每年答复人大代表、政协委员关于医养结合的提案建议几十件。搭建媒体平台，利用多种媒体资源宣传医养结合工作进展情况，让百姓了解政策；搭建中国沈阳医养结合联盟，形成医养结合的大舰队。

3. 培育医养结合人才　开创规范专业的医养结合人才培养模式。由政府举办医养照护师培训班，联盟15家医养结合试点机构的99名照护师通过医养照护师培训考核，获得医养照护师资格证书，沈阳首批专业医养照护师持证上岗。2019年9月，举办沈阳地区安宁疗护专业培训班，培训管理、医疗、护理人员235人，为下一步安宁疗护工作的开展储备了专业人才。2019年10月，沈阳市安宁医院被国家老年疾病临床研究中心（解放军总医院）批准为老年医疗照护培训基地。

（二）"3"个体系方略

1. 构建了医养结合行政管理体系　市本级设立了医养结合处，将市级医养结合行政管理方式向基层推进，压实各级政府医养结合部门责任，初步建立了沈阳市医养结合行政管理体系。

2. 构建了医养结合服务体系　制发了《沈阳市卫生健康委员会关于建立优质高效的医养结合服务体系的指导意见》，按辖区、成体系、全覆盖建立医养结合服务体系。融管理、技术服务和群众工作为一体，以开展老龄化宣传教育、老年健康教育、老年健康管理、老年医学服务、老年心理服务、老年康复服务、老年护理服务、老年安宁疗护以及培训服务人员为主要任务。在市级建立以老年病医院为龙头的各级各类医养结合服务中心，区县级建立以综合医院、中医医院和中西医结合医院为骨干的各级各类医养结合服务中心，乡（镇）街建立以乡镇卫生院、社区卫生服务中心为支撑的医养结合服务站，社区（村）建立以社区卫生服务站和村卫生室为依托的医养结合服务室。以三级医疗机构为龙头，以二级、一级医疗机构为骨干，基层医疗机构为网底，构成了市县乡村一体化，按辖区、成体系、全覆盖的医养结合服务体系基本建成。

3. 构建了医养结合服务质量管理体系　以沈阳市老年病医院（市红十字会医院）为龙头，建立起医养结合质量管理控制中心，形成医养结合质量管理体系。医养结合质量管理控制中心为医养结合机构提供交流学习的平台，为医养结合机构提供咨询、指导服务，为深入推动医养融合提供第三方技术支持，开展医养结合机构标准化研究与推广，特别是为联盟单位提供老年医学医师、医养照护师、老年护师以及医养结合机构相关人才培训、培养。

沈阳市制发了《关于成立医养结合工作领导小组的通知》《关于印发沈阳市医养结合床位认定流程（试行）的通知》《关于印发沈阳市医养结合人才培养实施方案的通知》《关于印发沈阳市医养结合床位（病房）评估标准（试行）的通知》《关于成立沈阳市医养结合管理控制中心的通知》《关于建立优质高效的医养结合服务体系的指导意见》《关于成立沈阳市医养结合专家组的通知》《沈阳市卫生健康委员会民政局市场监督管理局医疗保障局市委编办关于加强医养结合机构审批登记备案工作的通知》等一系列政策、标准、规范。已经形成了基本的医养结合政策、标准、规范框架。

（三）"3"个建设方略

1. 医养融合模式　"医养融合模式"也可以叫"医养结合床位模式"，由一个团队提供医养结合服务。服务对象主要是老年患者及失能（含失智）老年人。这类老年人的需求是刚性需求，需要提供急性期治疗、康复期长期照护、生命末期安宁疗护。服务场景是在医养结合机构的医疗床位开展医养结合服务。概括来说就是：以医终老、一（医）床到底、综合连续、全程服务。医养结合服务由一个团队提供，一人一床一团队，服务整合零距离。医养融合，不可切割。

2. 医养结合"院中院"模式　医养结合的"院中院模式""嵌入式"，由两个团队共同提供医养结合服务。服务对象主要是老年患者及失能老年人，也为少量半失能老年人服务。这类老年人的需求是刚性需求，需要提供急性期治疗，康复期长期照护，生命末期安宁疗护。服务场景是建设在一个区域内的医疗机构和养老机构里，或者说是在一个院内。概括来说就是：以医为主、医养近距、综合连续、全程服务。医养结合服务由两个团队分别提供，一人二床二团队，院中院，近距离。医养结合，界限清晰。沈阳市德济医院等是"院中院模式"的典型代表。

3. 养医结合的"签约模式"　养医结合的"签约模式"，两个团队分别提供医疗卫生服务和养老服务。服务对象基本上是活力老年人，这类老年人的需求是弹性需求，主要是健康管理、预防保健，慢病管理。服务场景是医疗机构与居家、社区、养老机构签约，利用家庭医生签约、院际签约、老年人就医绿色通道等方式提供医疗卫生服务。概括来说就是：以医助养、以养为主、养医异地、存在距离。养医结合，职责明晰、签约服务。

四、"4"个服务系统

4个服务系统各自相对独立，又相互支撑，为老年人提供整合服务。基础服务系统提供生活照料服务、膳食服务、清洁卫生服务、洗涤服务、文化娱乐服务。医疗护理服务系统提供老年医学服务、中医药服务、护理服务。康复服务系统提供康复服务、辅助服务、心理精神支持服务。失智老年人服务系统提供系统的医疗卫生、生活照料、康复护理、人文关怀等多项服务。

思考题

1．简述PACE。
2．国际医养结合的典型经验有哪些可借鉴之处？
3．医养结合沈阳样本中的4个服务系统都包括什么？

参考文献

［1］PINKA CHATTERJI，NANCY R. BURSTEIN，et al. Evaluation of the Program of All-Inclusive Care for the Elderly（PACE）Demonstration The Impact of PACE on Participant Outcomes［R］. Cambridge：Abt Associates Inc，1998.

［2］陈驰. 美国PACE社区养老模式在我国的引进、改良与实践［J］. 中国护理管理，2019，19（2）：168-172.

［3］J. WOLFENDEN. The Future of Voluntary Organizations［M］. London：Croom Helm，1978.

［4］赵晓芳. 积极老龄化视角下的"医养结合"：英国的经验与启示［J］. 社会福利（理论版），2017（5）：1-6，20.

［5］CAI Q，SALMON J W，RODGERS M E. Factors associated with long-stay nursing home admissions among the US elderly population：Comparison of logistic regression and the cox proportional hazards model with policy implications for social work［J］. Soc Work Health Care，2009，48（2）：154-168.

［6］张霄艳，杨诗雨，王雨璇. 我国医养结合养老模式研究—基于国内外的实证分析［J］. 决策与信息，2021，（2）：73-79.